CARE
Good Care ,
Good Living

CARE
Good Care ,
Good Living

CARE

Good Care ,
Good Living

CARE
Good Care ,
Good Living

CARE
Good Care ,
Good Living

care 46

失智症事件簿
我想回家，吃年夜飯

作　　者：楊淵韓
畫作提供：陳瑞福
插　　畫：小瓶仔
責任編輯：劉鈴慧
美術設計：張士勇
校　　對：陳佩伶
法律顧問：全理法律事務所董安丹律師
出 版 者：大塊文化出版股份有限公司
台北市10550南京東路四段25號11樓
www.locuspublishing.com
服務專線：0800-006-689
電　　話：(02) 8712-3898　傳真：(02) 8712-3897
郵撥帳號：18955675　戶名：大塊文化出版股份有限公司
版權所有　翻印必究

總 經 銷：大和書報圖書股份有限公司
地　　址：新北市五股工業區五工五路2號
電　　話：(02) 89902588 (代表號) / 傳真：(02) 22901658
製　　版：瑞豐實業股份有限公司
初版一刷：2016年 11 月
定　　價：新台幣380元
ISBN：978-986-213-743-7
Printed in Taiwan

失智症事件簿
我想回家，吃年夜飯

作者：楊淵韓

目錄

正常老化，大腦會有老化斑塊和神經纖維糾纏
/ 自由基和發炎反應，對腦部攻擊增加 / 用進
廢退的大腦 / 預存的腦力 / 關於記憶的衰退 / 錯
誤的記憶認知

勇於面對自己的疾病 112

早期篩檢對治療的影響 / 阿茲海默氏失智症治
療，目前成效有其侷限 / 漫無目的的半夜行為

致謝，陳瑞福先生　　畫作提供

　　1935 年出生於屏東縣琉球鄉的陳瑞福先生，自幼在「討海人」的環境中成長，情有獨衷的畫海景、畫漁港、畫漁民，尤其擅長黑鮪魚的描繪；享有「海的畫家」美譽，作品充滿濃厚的南台灣漁港風情。

　　1973 年，榮獲金爵獎；1980 年，榮獲中華文藝獎章；2005 年，國立歷史博物館出版畫冊專書《海海人生》。四十多年來畫作巡展海內外，陳瑞福先生仍用生命力，畫出討海人與天、與海搏鬥的辛勤與豐收的歡欣。

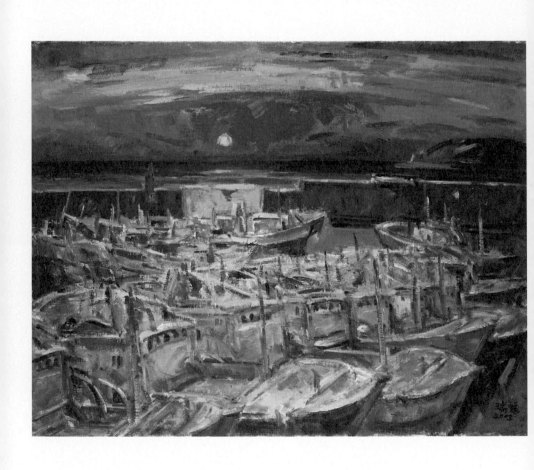

無論是日出或日落，討海人的氣魄，一樣毫不遜色。

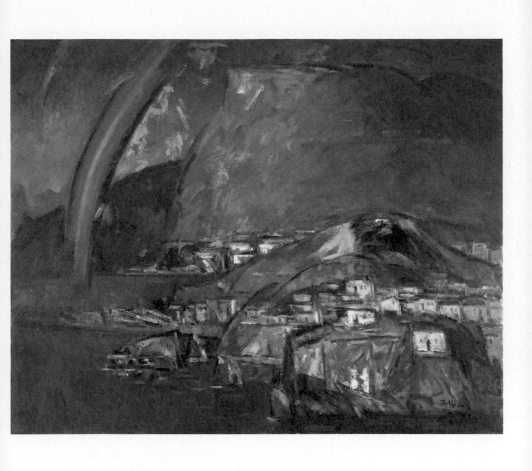

橫越天際的彩虹，讓濱海魚村也風情迤邐！

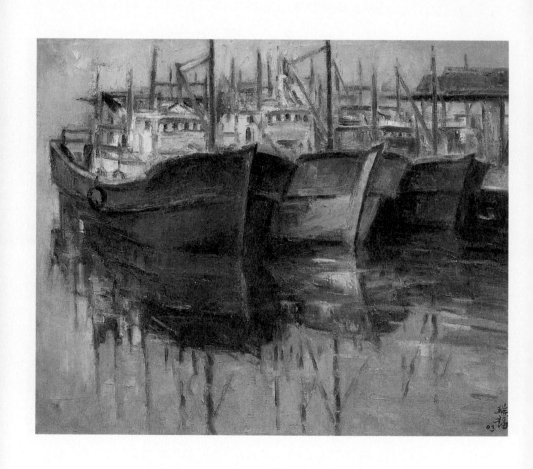

隨著海波浪的搖晃，每艘船都有首自己的漁歌。

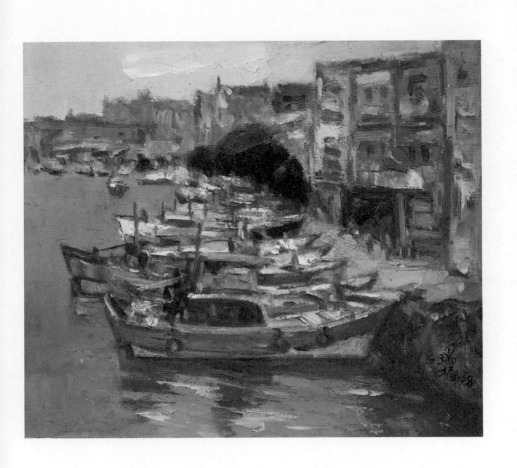

漁船靠岸，有種平安歸來的幸福。

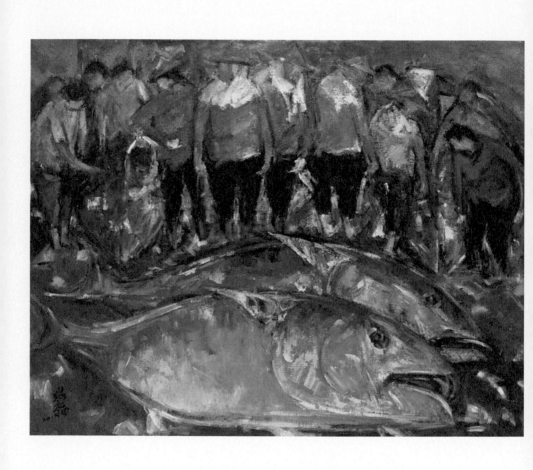

瞧，鮪魚身上的光澤，證明有多新鮮！

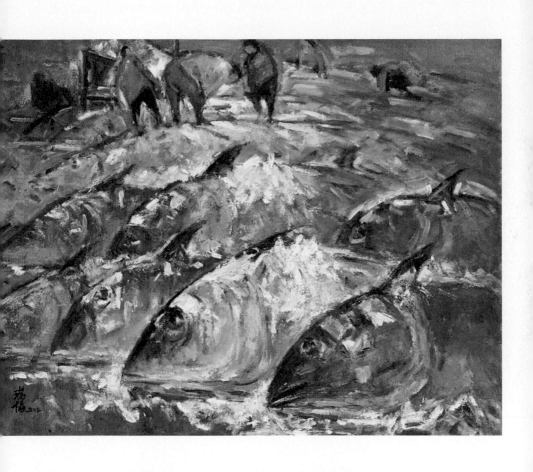

彎腰駝背的辛勞中，有著豐收的歡愉。

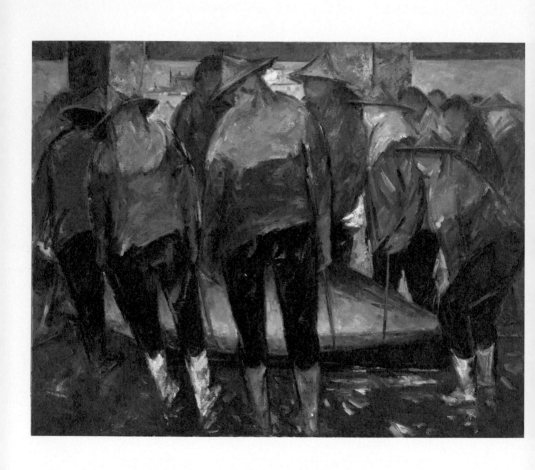

漁獲處理，是豐收後另一場忙碌的開始。

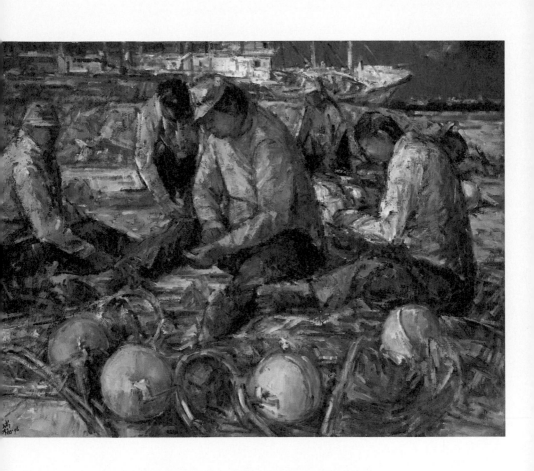

沒出海的日子，要好好整理和修補魚網。

序

我希望這本書
能夠安撫眾多受苦人的心靈

陳履安

　　我認識淵韓近二十年了，他在南部念大學的時候，邀請我到學校去演講，演講前後，我們有一些時間交談，他的人格特質誠懇、成熟，和有理想，讓我印象深刻。

　　記得有次他來北部與我見面，因為知道他經常讀《金剛經》，我送給他一部《大般若經》，因為《金剛經》是《大般若經》600卷中的一卷，告訴他把《大般若經》念完，要一字一句的念，如果不了解經文裡面講的是什麼不打緊，就念這些字句，來安靜自己的大腦和清淨自己的心。

　　在淵韓成為腦神經科專科醫師，拿到了行為科學碩士學位之後，再到美國聖路易華盛頓大學做進一步的阿茲海默失智症研究，回台之後，取得醫學博士學

位。

　　他常邀請我參加各種公益活動，並告訴我他在失
智症領域中，從早期的篩檢，到長期的關懷照護，開
始啟動多項醫療工作。多年來，我看到淵韓在教學和
行醫非常繁忙的環境中，逐步的實踐他的理想。他把
失智症篩檢工具推廣至亞洲九國，讓很多民眾受益、
醫師方便，並應邀去全球多地作公益演講，淵韓也經
常發表學術研究論文，被外國學府機構，邀請參加合
作研究。

　　近十年來，我致力於如何把古老的禪修現代化、
科學化、生活化；如何在正規教育體系和社會上推廣，
淵韓頗有興趣。我告訴他：「你是一個現代腦科學家，
具有正統的西方醫學學術背景，又有現代化醫學治療
的臨床經驗，若能夠對『內心和覺性』深入和體證時，
一定能發展出來截然不同的方法，利益更多的人！」

　　於是淵韓開始學習禪修心性，並很快就能體驗到
禪修對身心的功能；他告訴我：「想寫一本融合理性和
感性的書。」完稿之後，把書寄給我看，我在書中可以
看到三種不同角色綜合的淵韓：

一個是從事研究工作的腦科學家。

一個是失智症專業領域的腦神經科醫師。

一個是學習覺性科學禪修、挑戰自己內心、和真實面對生命的行者。

這本書裡充滿了感性和知性，有淵韓對人間事的關懷，也看到了最新科學的研究和結果，我希望這本書能夠安撫眾多受苦的人的心靈，提供給大家一些正確的醫學觀念，造福更多的人；更希望我們能開始學習認識自己的心性是什麼，從有限的世間觀，錯誤的期待，和無明的恐懼中走出來；能欣然接受自己，自我療癒，也療癒社會。

有時候我也擔心
也許有一天我自己也會失智

楊淵韓／自序

　　有一位耳鼻喉科的醫師，因為看診時每次處方的藥都是一樣，每次替病人治療做的步驟都是一樣，因此他的太太覺得有問題，要他轉看我的門診。檢查完之後，我告訴這位醫師前輩是失智症。醫師太太請我幫忙規勸這位前輩醫師：「不要再看門診了，歇業好好休息。」醫師接受了診斷和建議，並在我的門診中持續治療。

　　類似的事情在台灣或是全球各地發生，因為醫師也是人，也會面臨到生老病死和成住壞空。對醫護人員來說，因為工作環境關係，距離病床會比一般人來得更近，但醫師成為病人時，離病床雖是最近的，但往往礙於自己的專業權威，因而使得距離臨床的治療，是最遠的。

　　記得在我二十幾歲的時候，收到的都是紅色的帖子，婚禮、彌月之喜等等。當自己年紀到目前的四十多歲，由於一些行政事務，我收到的帖子漸漸的變成白帖，而且多是出自醫護人員的白帖。先前一位很有抱負和實務經驗的女性副院長，因乳癌病逝，在她的告別式中，她的家人及好友告訴我：「在最後的幾個月，她改變了很多，想做一些內心修持的功課，才發現時間不夠了。」

　　有位專科護理師，我們一起工作十幾年，最近診斷出乳癌第二期，心中有很大的感慨。一、二十年前，我們第一次彼此見面是在醫院裡面，我還是第一年住院醫師，我結婚時她很高興來祝賀；我太太生病時她來慰問；最近一次我們辦失智症活動的健走，她也來當義工；可是怎麼知道最近的一次見面，竟是在病房裡；那下次見面的場地又會在哪裡呢？在快完稿的今日，這位專科護理師已經因為癌細胞轉移到腦部，現在安寧病房休養。

　　人生就是這樣不停流轉，人和人之間，通常不知道下一次見面是何時何地？用什麼角色來見面？這樣

的事情實在不勝枚舉，我們還有多少時間在世？這些
時間又能做些什麼？很多人來來去去的被帶到這世上，
在這世界上停留落腳，然後換到另一個未知的行
程……

　　生命是延續的、不是片段的，重點是如何再走下
一段生命？用什麼角色去延續？當必須面對不同的世
界，是否能夠安心安靜？是不是能夠很有把握地把目
前的時間充分利用？就像星雲大師所講的：「人生要活
三百歲，希望能夠在一百年內做三百年的事情。」

第一章

當這些狀況發生

暗藏玄機的哈瑪星畫作

　　陳瑞福老師是一位很有名的畫家，身為他的主治醫師也好幾年了，起初他來看門診，是因為出現頭痛、記憶與睡眠障礙等症狀，由心臟外科的醫師轉介過來。

　　陳老師的故鄉在小琉球，畫的黑鮪魚十分有特色、享有高名氣，不知道是否藝術家們都帶有某種心思細膩的特質，他長期的睡不好、患有頭痛的毛病，習慣吃不少的安眠藥，和他自己從日本購買來的止痛劑幫助入睡。

　　金錢對陳老師來講不是需要在乎的事，反倒是能睡得好、不會頭痛，才是他最在乎的。在經過幾次診察，透過治療，控制其他疾病後，陳老師的頭痛藥物可以慢慢減少，進而完全不必使用；助眠的藥物也慢慢的減低劑量。

　　在一次夜診，陳老師親自送我一幅油畫，是他親
手畫的玫瑰花，非常漂亮、古典高雅。

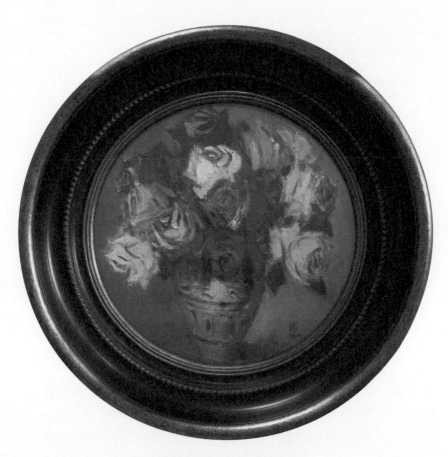

典雅浪漫的玫瑰花油畫

　　畫中鮮紅、鵝黃與粉紅的玫瑰，插在精緻的花瓶內，感覺門診都跟著滿室生香，繽紛了起來。在他再三叮囑下，我把這幅畫掛在家中客廳的牆壁上，為客廳添了浪漫的氣氛。

　　之後兩三年的持續治療，除了輕微的巴金森氏症之外，陳老師沒有其他疾病發生。直到一年多前，師母陪診時悄悄告訴我：「陳老師有時候去外面作畫，時空有時會搞錯，個性變得比較暴躁，脾氣很不好、沒耐性。畫畫有時候忘記今天是星期幾，有時也沒畫什麼，就只是到外面晃晃就回家，我很擔心，會找人陪他出門去畫畫，可是陪畫的人，會莫名其妙的被他碎碎唸。」

　　我問陳老師：「您目前是不是變得脾氣比較躁動、坐立不安、行動上有些比較不方便的出現？」

　　「有時候覺得別人說的話，聽起來讓人感到厭煩，老是重複講一些我認為無關緊要的事，所以我想怎麼做，就怎麼去做。」陳老師直截了當的告訴我。

　　「您是否有聽到一些奇怪的聲音？或者會有些奇怪的感受？」

陳老師篤定的告訴我：「沒有！」

世界上不乏有名的畫家例如梵谷，當他的人生走到最後，精神方面多少有一點障礙，我擔心的是陳老師會不會也這樣子？

做完檢查後，我高度懷疑陳老師可能患「巴金森氏症合併的失智症」。這樣的疾病研究，先前在澳洲雪梨長期追蹤後指出：巴金森氏症患者，有很高的比例終其一生會發展出失智症。

陳老師在得知是失智症之後，淡定的看著我：「我年紀這麼大了，沒有什麼好怕的，楊醫師我相信你，你全權處理就好。」

通常病人這樣跟我講時，我的壓力更大，因為病人對你完全的信任，身為主治醫師的我，當然一定會擔心事情無法完美解決時，有負病人所託。雖竭盡所有專業及努力，但醫師是人不是神，我們也是憑藉著醫學知識和研究結果，長年累月的在和疾病奮鬥。

在調整藥物後，陳老師的活動能力比較靈活，作畫也非常的流暢，心情也好多了。在仔細的病史評估和幫他安排做完全套神經心理測驗後，確實發覺陳老

師有巴金森氏症合併早期的失智症的認知功能缺損及
情緒的障礙，因此在治療上必須兩個雙管齊下。除了
控制巴金森肢體運動功能，接下來必須治療他的認知
功能及障礙，同時也必須處理他的情緒問題。

　　當這些病況都一一獲得控制，陳老師覺得身體精
神都舒暢好轉，我鼓勵他盡量去繪畫和多思考、多動
腦。過了不久，他又畫了一幅畫來送給我，並告訴我：
「這次的畫的主題是哈瑪星，也就是現在的高雄西子
灣。」

　　當我遠距看畫時，如同身處在西子灣遠眺壽山與
壽山上的燈塔，陳老師的畫非常的逼真寫實，但是在
畫作左上角邊緣處，有一區咖啡色模糊的地帶，不是
那麼的清楚。

　　在陳老師回診時，我很好奇的問：「為什麼這個畫
的左上角，會有這一塊模糊不清楚的地方？」

　　「因為那時候，我放空了。」陳老師答得不加思索。

　　的確，我們有時候會想放空自己，讓腦筋一片空
白；但是一般人「偶爾」會這樣，而失智症病人，會
有不知所措的時候，而這時候，以身為畫家的陳老師

來說，表現出來的，便是模糊的畫作，真實反映出陳老師那時的心境，當心境無法言喻時，畫家可以藉著畫作，把它表現出來。

陳老師說：「在作畫時，我常會放空。」

我擔心他的疾病是否在惡化？

我很感謝陳老師送我畫作，當然愛惜珍藏，有空閒時常瀏覽。這兩幅畫，我作了比較，發現確實有所差別，早期畫是玫瑰花，色澤鮮豔、錯落有致，而在哈瑪星的這幅畫作中，卻已經有了放空區域的出現。

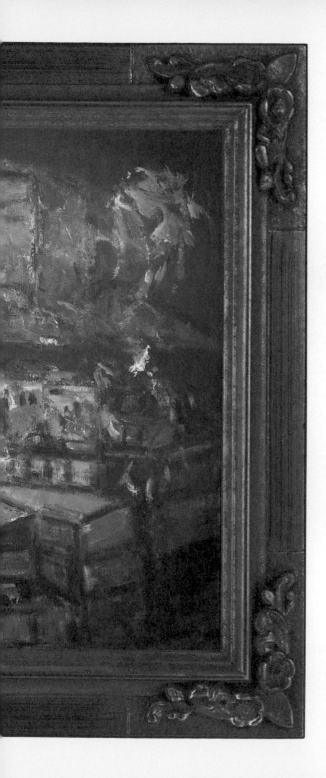

畫作左上角邊
緣處，洩漏了
畫家暗藏的健
康玄機。

　　失智症的症狀，有時是一般言語無法言喻的，這
樣的症狀不只發生在陳老師身上，先前在可口可樂公
司有一位很有名的畫家，專門在替他們畫海報看板。
早期這位畫家在未患病時，被帶到義大利水都威尼斯，
畫了一幅畫；橋下的船家與遊人似乎栩栩如生的在互
動，流水彷彿也是波光閃閃。但是當畫家罹患失智症
到中期時，再帶他去威尼斯當年作畫的原地點，請他
再畫一幅時，畫中人的五官對稱度與臉型大小的比例
改變了，有點像小朋友繪畫時，眼睛佔臉部的比例較
大。當畫家到失智症晚期時，再帶他回到威尼斯的原
地點，請他再畫一幅畫，這時候畫中大量出現明顯的
黃色跟紅色，這是失智嚴重時所表現出來的畫作特色，
跟其他在歷史上很有名的畫家，得病後畫作表現出的
感覺類似。

　　這種現象在科學上是需要再深入探討和研究的，
或許黃色跟紅色，這兩個顏色是人類原始的視覺感覺，
所以交通號誌會選用紅、黃、綠燈，正是對行車用路
人來說，這三色是視覺上最敏感的！會偏愛用黃色跟
紅色，這便是在失智中期、末期的畫家病人們會出現

的狀況。好在陳老師並沒有出現這樣的用色，這是我覺得目前較安慰的。

　　一位畫家的內心表現和身心狀況，是可以從畫作裡看出端倪的；在最近的日子裡，陳老師又送給我一幅畫，他告訴我這是他新的創作——釉畫，畫中的塔在正中央，每座塔的遠近大小比例是正確的。畫作其實告訴了我，陳老師的空間辨識感還不錯。

　　師母陪同回診時告訴我：「陳老師現在每天都作息規律，會出門去畫圖。」

　　看著這幅畫，我對陳老師說：「我覺得，您的認知功能與空間辨識感，變得比較好了。」

　　陳老師開心的笑著：「這幅釉畫是我最新突破的創作喔！」

　　我對畫作不是很了解，但以醫師的觀點，我看到的是空間辨識感變好了，藝術家的病人有新的思維，新的創作，畢竟是一件重要的事情。

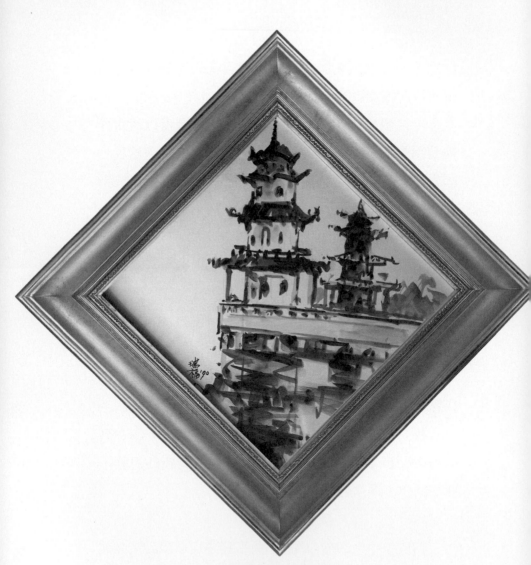

左營春秋閣釉畫

　　失智症是隨著某些疾病，或是生理狀況有異常時所產生的症候群。症狀主要是以喪失記憶力、定向力、判斷力、計算力、抽象思考力、語言等認知功能障礙的症狀為主，同時可能出現干擾行為、個性改變、妄想或幻覺等精神症狀，這些症狀的嚴重程度，當然會影響到一個人日常的生活能力。

　　失智症分為「原發退化性失智症」與「續發性失智症」兩大類：

原發退化性失智症

　　約佔 70% - 80%；原發退化性失智症是指大腦神經細胞有退化或病變的情形，但造成病發的真正原因，仍需進一步研究。目前屬原發退化性失智症有阿茲海默氏症、路易氏體失智症、額顳葉型失智症，其中又以阿茲海默氏症所佔比例最多，約 50% - 60%。

續發性失智症

　　約佔 10% - 20%；續發性失智症是可以找到造成失智症的病因，針對病因來治療和預防，其中最多的就

是「血管性失智症」。若要防治血管性失智症，當務之急就是要治療和防治腦中風，但有時卻不是那麼容易。

我想回家，吃年夜飯

2006 年，我剛從美國回來，因工作上的關係，每個禮拜都要到台南新營一家高規格的安養院，幫忙看診及查訪病人。

有天安養院新進來一位老病人，他是當地一家著名機車行老闆的父親；年輕時老先生自己也經營一家大米行，在那個年代，能夠開一間米店，是件了不起的事情。

老先生被送進安養院，是因為他點火燒了家中的一床棉被，被兒子和家人送出來，認為他病到瘋了，不敢讓他住在家裡，怕危及身家性命，擔心可能哪天，老先生又會莫名其妙的把家給燒了。沒有人要聽老先生辯白，在親友交相指責下，他不得以只好在安養院住了下來。

　　老先生被帶來診間，希望能找到一個為什麼會做「危險行為」的答案。在一連串檢查之後，老先生是一個失智症病患，並合併有精神上的一些症狀。因為老先生害怕有人要抓他、陷害他，於是他才會點火來自我防衛、來抵抗這些「其實不存在」的外來威脅，因而在這樣情況下，造成他家人極大的困擾。

　　經過治療後，老先生有些改善和進步，因為他是失智症，並不是病到瘋了或精神分裂症，經過悉心的診斷治療，老先生的情緒問題被控制，這樣家人日後若要自行照顧老先生，也會好照顧些；但家人卻心有餘悸，堅持不敢讓他返家。

　　被送到安養院後，老先生一直覺得很委屈，回診時很痛心的訴苦：「萬萬想不到，自己親手拉拔長大，所有家產全部交付給這個兒子，但是自己卻被他所遺棄、丟到安養院來等死。」

　　在老先生的傳統觀念裡，被用「趕出門」這樣來對待父親，是極不孝的棄養行為，他完全無法接受。

　　我們努力跟家屬溝通，解釋老先生出現的異常行為：「是因為失智症，引起合併的精神症狀，把這個症

狀治療好之後，病情應該可以較為穩定，要不要讓他先回家觀察看看？」

「我們不想冒險、不要賭放火燒厝。」家人還是拒絕他回家，執意把老先生留在安養院裡。

和家人數次溝通都沒結果，老先生儘管氣惱、也只能迫於無奈的住在安養院，但他開始以拒絕言談溝通，來表達抗議與不滿；就算家人來探視，他連頭都不抬，看都不看他們一眼。有什麼話，他憋著，只在看診時跟我和護理長兩個人說，因為他覺得，世上只剩我們兩個會真正關心他、幫助他、治療他。

農曆年底，除夕的前兩天，老先生終於開口、低聲下氣，求來付安養院錢的兒子：「我想回家，吃年夜飯。」但是兒子毫不考慮的拒絕了：「你回家，對大家都不安全，存心不想讓大家好好過個年嘛！」

老先生頭低得不能再低，老淚縱橫，濕了衣襟；兒子卻如躲什麼似的閃人，快步離開。

除夕過去了，新的一年來臨。

老先生整個人枯槁絕望，家人偶爾來看他時，毫無交集；我和護理長都知道，老先生心中深埋著哀怨

與憤恨。端午節那天，他嗚咽著告訴護理長：「我只是想，在逢年過節時能回家一趟而已，那是我的老家，是我從小長大、娶妻生子的家、也理所應該，是我終老的地方……」這個願望，始終沒能夠達成，第二年的除夕前，老先生因為併發症，離開了人世。

我知道，這絕對不是個案。

在我超過數百場的演講場合上，常問聽眾朋友：「你們曾經到過安養院嗎？」

舉手的人很多。

但是，再問一句：「大家知道安養院裡面的病人，有幾個人能夠回家吃年夜飯的？我記憶所及，回答能回家的——不超過十個。」我接著說：「如果能回家吃年夜飯，還能夠在家裡停留一晚的、一晚就好，能在家和家人一起守歲的，真的是少之又少。」

台下一片沉默中，傳來輕聲的嘆息。

且讓我們將心比心來想想，有一天，我們都會老，誰會在身邊照顧你呢？老來送安養院度過餘生，是最好的選擇嗎？還是百般無奈下的不得不？

對我個人來說，不勝唏噓……

食色，性也

「我真的、痛苦到忍無可忍了。」這次單獨進診間的 Jane，話一出口，眼淚跟著掉不停。

Jane 的娘家爸爸，在沒失智之前，是高階公職人員，對這個獨生女視如掌上明珠，父女之間親子關係從小就很好。初來我的門診時，Jane 爸在太太和女兒陪同下，依然有著溫文儒雅的風範，彬彬有禮。

Jane 爸是在一次劇烈頭痛、嘔吐，伴隨嗜睡和抽搐，被送急診後立即住院治療，醫療團隊做了一連串的檢查，包括核磁共振靜脈攝影，發現他得的是一種不常見的疾病——腦靜脈栓塞。

一般俗稱的「腦中風」泛指「動脈栓塞」，而靜脈栓塞也是腦中風的一種，只不過是發生在靜脈，而且由於大腦上的靜脈竇分布十分廣泛，在診斷上有其困

難的地方，大多發生於嚴重脫水、甲狀腺功能高亢、抽菸，或是服用女性避孕藥的病例中。

　　腦靜脈栓塞的 Jane 爸，頭痛會隱隱作痛，臨床病史較長，而後的診斷也較困難。治療穩定之後，持續服用抗凝血劑，頭痛等症狀有稍緩解，Jane 爸也就放心的出院回家。但是幾個月後，由於 Jane 爸沒有繼續服藥，當他被女兒再帶回門診，已經是手腳運動障礙、失智、人格改變，有抽搐發生的病人。

　　Jane 先生長期在大陸工作，孩子在外地讀書，媽媽過世後，Jane 便把父親接到家親自照顧。隨著病情加重，回診時，我越來越明顯感覺得出，Jane 有很深的憂鬱，不知她三番兩次的欲言又止，究竟是發生了什麼事？

　　我靜靜的等 Jane 情緒緩和，她深深吸一口氣，面有難色：「不是我要酗酒成性──可是，我、總得幫我爸洗澡吧？」Jane 雙手摀著臉，又哭了：「每次，要幫我爸洗澡，我都得先喝個五六分醉……」

　　我心中有著隱隱的不安。

　　「我爸，會在幫他洗澡的時候，對我、對我毛手

毛腳、甚至、性騷擾……我爸，他完全、真的、不記得、我是他的親生女兒……」

　　Jane 泣不成聲，好一會，她抬起頭：「洗完澡、安頓好我爸，我難過到把自己灌得酩酊大醉，日復一日，直到最近先生回來發現，狠狠吵了一架……先生要求把老爸爸送走，他無法忍受這種事……我愛我爸爸、我現在是他世上唯一最親的親人，他孤老無依又失智，我怎麼能丟下他不理不管？可是我也愛我自己的家、愛先生、愛孩子……」

　　與 Jane 一家因看診而相識多年，我不禁要問：「有沒有想過，請看護或外籍勞工來幫忙照顧父親？」

　　「我自己都能忍受這種長年累月的性騷擾痛苦，我怎麼可以讓別人、尤其是離鄉背井的外傭，來承受這種、這種——」Jane 狠咬著下唇，緩緩吐出「委屈」二字。

　　她的回答，讓我肅然起敬。

　　Jane 倒吸口氣：「在我爸還沒這麼糟之前，我知道他有他的性慾上的需求，我曾幫他找過高級應召女郎，因為我想，既然所費不貲，應該會比較安全吧？」Jane

一臉茫然：「約好地方辦事，我會先把爸爸帶進房間後，在附近找個地方喝咖啡等他，再帶他回家。」

「可是，當我爸越來越嚴重，應召站、連我多花錢他們也不要，我總不能把老人家隨便打發，他都已經病成這樣了……」

我相信，Jane 會出此下策，雖然不是解決問題的方法，但是社會、或醫學，能夠給她多少的協助？而現在雙眼紅腫無助的 Jane，讓我非常難過，性慾原本是天性之一，醫學要兼顧人道之下，能「兩全」相幫的，真的有限。

輕嘆口氣，我只能據實相告：「除了用藥物和衛教方法幫忙外，我所能做的，實在很少。幾十年來的醫學研究、教育訓練，在病人的性需求方面，確定能幫的，真的很有限。眼下，我只能建議妳，幫爸爸洗澡時，不要關在密閉裡空間，可能的話，把浴室的門打開，或以其他會吸引病人的話術或方式，來引導妳父親的思緒，技巧性的提醒病人，我是你的寶貝女兒、從小到大，有哪些共同的深刻回憶等等，來緩解病人因肌膚接觸而引發對性方面的渴望。這時用女兒的角

色，一再提醒和轉移妳父親的慾念，在輕、中度的失智患者身上，會有效用的。」

在我寫這案例時，不知道 Jane 現在是否仍有照顧父親方面的困難？自那次後，Jane 再也沒在門診出現過，但願她能找到妥善照顧父親的方法，兼顧到失智的爸爸和自己的家庭。

目前對於失智症病患的「性需求」問題，確實是沒有很好的方法，但從演化和大腦能力來看，人類剛出生時，原始感覺可以表現出來，但年齡增長之後，原始感覺會被額葉的功能加以調控和「抑制」。因此正常的人，有「禮儀」規範約束著言行，不會做出如隨地大小便、亂吐痰等不符合社會期待的舉動。但一旦發生失智時，額葉的功能受損，此種調控的機制消失後，取而代之的，卻是原始的本能和感覺，而造成了許多的困擾。

像 Jane 爸這樣的「腦靜脈栓塞」病患，臨床醫師不是那麼少遇到，若是病人的服藥順從性不好，加上心血管的危險因子沒有好好控制，一旦發病，只能追悔莫及、徒呼負負了。

退化，不會是這樣子

　　下午的門診，有一位遠從中台灣來的孫先生，背著父親身上鼻胃管和尿管，推著輪椅走進診間，病人望著我的眼神中，充滿期盼。

　　「楊醫師，您的門診，是朋友特別推薦叫我一定要來的，我爸這兩年來跑遍全台知名醫院，醫師也都做了很多檢查，卻都說我爸只是人老退化。就開了一些促進腦部血液循環的藥物和鎮靜劑，因為我爸晚上都不睡覺，一直喊著要回老家，東西也不吃，體重從原來的六、七十公斤瘦到目前的四十多公斤。」

　　我觀察眼前的老人，一身消瘦，雙眼是有神的，和我的應答對話，雖然不是十分順暢，但也還不至於很詞不達意，肢體則呈現僵直的狀態、行動不便，要靠輪椅才能行動。詳細詢問病史後，了解老先生在兩

三年前，已出現走路不太穩，而且有時走著走著，會突然跌倒。

　　但接下來，逐漸在一年多後，老先生出現記憶力缺失，一些事情無法完成、也不想去做。進而有時出現幻覺、生活無法自理、無法自行洗澡等，但是到醫院，診斷只說是「老年退化」，給一些促進循環的藥物。

　　「當我爸出現幻覺時，醫生說去掛精神科，開些抗精神疾病的藥物，而在這樣一連串的治療下，我爸不但不見起色，還每況愈下。」

　　等做完血液檢查及核磁共振後，發現病人原本在幾年前，是巴金森氏症的病人，但並沒有治療，一年半後發現有失智的現象，但在與孫先生解說病情後，我給予巴金森的藥物處方，老先生逐漸在運動功能上有些改善，可以開始站立和自行吞嚥。

　　阿茲海默症與巴金森症的失智病人，兩者在病理學上的發現不同、臨床上的病史不同。巴金森氏症的失智病人，是有巴金森氏症後發展出失智現象；而早期的阿茲海默氏失智症，並不會有巴金森症候群的表現發生。

　　「看楊醫師的治療，我爸進步不少呀，過去的幾年，為什麼那些醫師不能早點有正確的診斷和處置？」

　　孫先生持續帶著老父親來回診，我告訴他和旁邊跟診的醫師、護理師，一段醫學期刊上很有名的話：「失智症的診斷，需要很仔細的病史評估、完整的神經學檢查，更需要一位對失智症了解的醫師來判讀，這樣的檢查和診斷，雖然很費時間，但卻是缺一不可！」

要積極治療嗎

田老先生因為記憶不好以及行動能力漸漸變緩慢，被太太帶到門診來。一進門診，田太太搶先說：「雖然我自己的女兒、兒子都是醫師，因為您是某某醫師特別推薦我們轉診過來的，所以還請多關照。」

往往，病患或家屬常常會想辦法跟醫師連結關係，希望得到較多照顧，但我還是習慣性的一視同仁看待，因為在醫生的眼中，本該就只有病人，並無貧富貴賤的階級分別。

初步診斷之後，發現田老先生有巴金森症候群和輕度的記憶缺損，建議老先生要住院接受詳細檢查和治療，會比較妥當一點。他們猶豫了一下之後問我：「有沒有頭等病房？」

在順利地住院後，經過電腦斷層檢查，我看結果，

至少有四個地方有疑似轉移的腫瘤在大腦裡面，這個就是使田老先生記憶不好和行動不方便的原因。但是腦部裡通常一次出現四個以上的原發性腫瘤機會不是很大，我馬上檢查田老先生的肺部 X 光，果然看到他的肺部 X 光片的右上方，似乎有一個腫瘤出現。這時經驗會告訴我，極可能是由肺部腫瘤轉移到腦部，而引發病人一連串的症狀出現，而這樣的病人以後治療及病程的情況，通常不會很好。

系列檢查後，我跟田老太太解釋病情及治療方案，她緊張的告訴我：「從來沒想過會是現在這樣，一時間、我也亂了方寸，因為子女都在北部當醫生，只有我們老夫妻住在這裡。可是，我先生退休前擔任過多所學校的校長，他一向是很注重養生的，怎麼會得到這樣的病？」

我勸田老太太：「人的生命是很難意料的，我個人建議，在這情況下，其實，家人在他身旁好好的陪伴，一起度過剩下的時光，這過程會更重要。」

老太太的醫師兒女們，一來各自太忙，加上病情出乎意料，因此拜託了很多人，找了各科的專科醫師

來會診治療。我能夠理解家屬的心情，但在我專業領域裡，我還是堅持我原本對於病患疾病的診斷與建議。腦部轉移這麼多顆要處理實在是有困難，病人在治療的處理過程中，會感受到極大痛苦折磨，這樣對病人的預後能夠增加多少時間呢？這個必須加以考量。更何況病患的胸部裡面已經有積水，此時積極治療，也不一定會有很好的效果，但帶給病人的後遺症及不適，是必須要認真考慮的。

　　田太太和兒女商量之後，告訴我他們的決定：「要盡力一搏！」

　　我尊重病人家屬的意見，放射科醫師對腦部做放射線治療，胸腔科醫師接著做胸部的切片、支氣管鏡……經過很多的醫療步驟，老先生的意識逐漸的模糊了。

　　照顧他的醫護人員來找我：「主任，內科醫師在做支氣管鏡時，過程非常困難，有很多棘手之處，目前病人已經輸血、也插管了，準備轉入加護病房了。」

　　我心中突然有種特殊的感覺油然而生，人的生命出生只有一種方式，離開的時候卻有很多種，怎麼樣

選擇好好的離開？用什麼途徑和方法確實是一門學問、也是功課。但我們是否能夠自己作主呢？

　　一般失智症的病人，也許初期病程進展不一定很快，但如果病程進展得很快時，就要找出原因，一旦是複雜且十分棘手、致命的病因時，面對積極治療下的痛苦及未知的終站，選擇好走的方法，要三思而後行。失智症的病人在末期時通常無法自己作主，也許應該這麼說，每個人在自己有自主行為能力時，可以先行規劃最後一程要怎麼下台一鞠躬，畢竟這是每個人都要面對的事實。

　　醫學進步下，積極的治療對某些疾病也許有效，但對於一些比較棘手的疾病或是末期的疾病，積極的醫學治療所給病人帶來的痛苦、跟可能帶來的康復，兩者間如何權衡得失，確實是要加以考量的。

失智症不是擋箭牌

　　門診進來了一位薛先生，三十多歲剛新婚不久，要求幫他鑑定六十多歲的媽媽是否有失智症？

　　「因為只有這樣，我才能說服新婚不久的妻子，使她能夠接受和理解我媽這些她無法忍受的言行，不然我一直夾在她們婆媳中間，日子實在難過。」薛先生先進來「串通」後，才轉身去帶媽媽進診間。

　　薛媽媽愛嘮叨，同樣的事情可以重複唸很多遍，喜歡介入夫妻間的大小事，多次告訴新婚夫妻：「薪水不要亂花，婚都結了，電影要少看、要少出遊。」在家東西要怎麼放、怎麼收拾，菜要怎麼買、要怎麼煮，衣服要怎麼洗才乾淨等等，連假日該幾點起床都有意見，讓媳婦受不了。

　　薛先生被妻子盧到不勝其煩，隨口就說：「老人

家，不就開始失智了嘛，言行失控啊，同一件事，想到就一直唸，一直重複說啊，妳就多忍讓一下嘛！」

一聽「失智症」，新婚的薛太太頭皮發麻，急著要求薛先生帶他母親來就診，確認他母親是否有失智症，才會有這些反覆的行為和問題產生。

坐在我面前的這位母親，無奈的說：「我也沒怎麼樣，天下哪個媽媽不會嘮叨？但兒子就是一定要我來檢查。」

在我詢問詳細病史後，測驗了薛媽媽的短期記憶、空間辨識感、日常行為能力，皆是在正常範圍，也沒有其他局部的神經學異常。在護理師回答薛媽媽的一些問話時，我趁機告訴薛先生：「你的母親不是失智症，雖然你有轉述和抱怨，我還是必須還你母親一個清白，她現在並沒有任何失智的狀態。」

婆媳問題在國內外，幾千年都沒有解決，磨滅了很多人一生的幸福，但請不要用失智症來合理化一些老人家的言行，畢竟把一個重大傷病，隨便放在老人身上，是不公平的，倘若碰上不詳查便當失智症去用藥治療的醫師，更對不起老人家。

　　看薛先生默默轉身離開診間，我不知道他和妻子，或是她們婆媳之間會如何相處，但我希望事情不要隨便的假病之名混淆，唯有將彼此心結打開，坦誠於陽光下，才是解決之道，而其中薛先生自己所該扮演的角色，才是事情轉圜關鍵。

明明照顧的人是我

每天的門診，可以看到人生百態。

有位鄭先生，每次的門診都是他陪媽媽來，長期都是他在照顧失智的媽媽，在家中排行老么。

今天門診時，鄭先生問了一個問題：「楊醫師，為什麼我媽睡覺起床，是因為意識不很清楚嗎？常常會把我叫錯成大哥的名字，甚至別人的名字，剛開始叫錯時我很納悶，明明一直在照顧她的人是我，我媽有時候卻叫不出我的名字；為什麼會這個樣子？」

我看著鄭媽媽，她眼神充滿疑惑，一般在記憶退化的時候，近期學到的東西比較難能記住，但是長遠的記憶，比如說自己的至親會比較難忘記。

「如果你跟母親天天都生活在一起，理論上應該

在這時候對你保有的記憶是較完整，而不是常叫出大哥或其他人的名字，而卻忘記常在跟前老么的名字。」我直覺的問鄭先生：「你照顧母親這麼久，白天也多半是你在家照顧的嗎？」

「我高中、大學都在外縣市讀書，上班後工作很忙，但周休假日會盡量在家，雖然和媽媽住在一起，一個禮拜實際碰面的時間也沒有很多，外籍看護陪她的時間倒是比我多多了。看起來媽媽雖然都是我在照顧，也照顧了這麼多年，但真正把相處時間加起來，也許並不是那麼久吧？」

「所以，這個有可能就是你要的答案。」我向鄭先生解釋：「一般而言，中重度的失智症病人，不會刻意的去選擇性遺忘他想忘記的，中重度的病人也比較無法有這樣的心思和思考性的選擇，去做所謂選擇性的遺忘。也許病人表現出來的，就是一個她最真實記憶的狀況反應。」

當然我並不是在講鄭先生沒有好好照顧媽媽，離開診間前，一起來幫忙的親屬，還特別強調：「這老么啊不但最孝順，從小就貼心，真不枉他媽媽的疼愛。」

　　我也希望事實如此。

　　照顧者真正花在照顧病人的時間，才是真正陪伴她、相處互動的時間。只是，現代社會，看是一家人，戶籍在一起的時間很久，但是真正相聚的時間又有多少呢？

　　前幾天，有一位家屬在診間發飆，他大吼大叫：「我本身就是醫師，你們這裡的醫護人員都沒有醫學倫理！我自己今天早上也有門診有病人，我也很忙，還要帶我爸來這看病，可是你們都沒有幫忙規劃我失智父親的後續治療方案，該送去哪裡照顧！」

　　診間護理師充滿疑惑看著我，眼神寫著：「病人後續要去哪裡接受照顧，是我們能做決定的嗎？」

　　很多情緒性言語、無理要求，連珠炮似的接二連三烽火四射。等他發洩告一段落，悻悻然、碎碎唸的推著他坐輪椅的父親出去。臨出門前，還憤怒的撂下話：「你們這些沒有醫學倫理的人，我們再也不會來找你們看了！」

　　診間外，傳來他斥責爸爸的聲音：「你看你，都是你害我早上診所得停診，我很忙！你不知道嗎？浪費

了我一上午的時間，既然帶你看病，你又不肯好好吃藥，那還領藥幹嘛？」

「主任，他不是醫師嗎？怎麼不懂醫療？怎麼會這樣？」年輕的診間護理師小聲問我。

嘆口氣，我只能說：「醫護人員本身通常就是最難纏的家屬，自己以為很懂，其實隔『科』如隔山！妳沒聽他惡狠狠報怨，說他們家兄弟姐妹四個，三個在國外，都沒有人肯回來照顧爸爸。我可以不計較他對醫護人員的無理要求，因為他也承受了很無奈的長期壓力，照顧病人久了，對照顧者也是沉重負擔。算了！可憐的是他父親，這樣剛愎自用、完全聽不進話的家屬，就不要花太多時間去解釋。」

今天門診結束前，進來一位年輕人帶著母親來看病，病人是中度失智症。

「我媽會大小便在家裡的客廳、走道上，一天都要幫她換洗好幾次。」

「都是你幫媽媽的嗎？」

「是的！而且我已經換洗出一套心得了，怎麼做才會換洗得又快又乾淨，才會讓媽媽不受涼。」

「目前是你一個人在照顧嗎？」

「我是單身，妹妹、弟弟都成家了，只有我未婚，開個人工作室，時間上彈性多了。加上從小我和媽媽特別特別親，現在她變成這樣，雖然有外傭一起幫忙，很多時候還是自己親自照顧，才能比較安心。」

常聽完診間家屬的談話，心中有很大的感慨，雖然見過很多有失智症病人的家庭，最近卻在門診有強烈對比的照顧者，給我上了一課：照顧是要用心的！這讓我想起德蕾莎修女講的那段話：「天上天下最偉大的科學就是愛！」（The greatest science in the world, in heaven and on earth, is love.──Mother Teresa）

第二章

這就是生命

邁向老化這件事從沒有停過

　　2011 年 7 月，我參加巴黎的國際會議，應邀到巴黎演講之後的一個早晨，搭著火車前往郊區的凡爾賽宮。凡爾賽宮富麗堂皇自然不在話下，凡爾賽宮主人已經不在，宮中的鏡廊空空蕩蕩，法王路易十四時的宮廷舞會，再怎麼繁華熱鬧也是明日黃花……放眼窗外，如今只剩大門外排隊參觀凡爾賽宮的人潮。

　　傍晚時分，再回到市區的塞納河沿岸，兩岸有不少的畫家在做展覽，遊客來來去去，或駐足停留觀賞，時間越來越晚，畫家收起了工具回家。河岸邊的奧賽美術館裡，有著不同世代的創作和歷史遺跡，美術館裡面的每一幅畫，都在訴說著一個故事，但故事的主人今安在？這就是生命！生命無常，雖然塞納河的水還是靜靜的流著，河上的觀光遊艇依然來回穿梭……

　　我記得釋迦牟尼佛在《佛陀傳》中的一段記載：身為悉達多太子時的釋迦牟尼佛，在王宮中過著安逸的日子，但是那些日子是被安排好的，他的父親淨飯王，為了使悉達多能長年在宮中，能對宮中的生活眷戀，因此要求宮中的女子要年輕貌美，男子要青年才俊，任何有老弱生病者一律不准存於宮中。

　　但悉達多太子並沒有因此而滿足，他一心想要到城外看一看外面的世界，萬不得已之下，淨飯王答應了他的要求，但要求太子出宮時，所有的街道要掃得乾淨，街上不能有老、弱、生病的人。但是因緣的際會很難講，當悉達多到街上時，還是看到了老人、出殯的隊伍……他的心中起了念頭，為什麼人會老？為什麼會死亡呢？他知道人並不是一出生下來就如此的老，所有的老人都曾經年輕過。

　　從古老的民間故事「嫦娥奔月」便可得知，很多人都想要長生不老，但是在生命中卻有一件事，不管我們如何的勇猛精進追求青春不老，歲月依然帶人邁向老化；邁向老化這件事，從沒有停過！我們都希望能夠頭腦清楚、行動自如的走到人生的盡頭，但是在

現實生活中，卻使我們暴露在各種危險的因子當中；
即便人體細胞從微觀來看，有一個特定的生命方式，
能控制性的自我結束生命——凋零（apoptosis）。

　　身體的皮膚細胞、年紀、生命，時間到了，自會
角質化、會因死亡而脫落；生命體血液中的紅血球、
白血球自有其幾周或幾個月的生命期，而後死亡；內
臟的細胞會自我更新、循環不止……

「自我了斷」的生命週期，凋零基因

　　為什麼細胞會有「自我了斷」的生命週期？

　　「自我生命週期」的調控，長久以來存在細胞核
DNA 中，因此在我們身上，每一個細胞有它自己的死
亡步驟，而這樣的步驟是不會停止的。宇宙中的生命
本來就是因為先前的「因」、藉著「緣」的催化、而有
後來產生的「果」。所以身體會視茫茫、髮蒼蒼、齒牙

動搖，因為在 DNA 上就有「凋零基因」的存在。

　　廣泛地來講，老化泛指從生命的一開始、成長、發展成熟、逐漸步入老年；也就是說當生命啟動、老化就開始啟動。但以年輕人來看，老化就是躺在床上，生活難以自理；對中年人而言，當生日蛋糕上的蠟燭增加了數目，就知道自己開始變老；就老年人來說，行動遲緩、兩鬢飛霜、耳不聰、目不明，便知道來日可數了。

　　科學家們真對老化做了非常多的研究，希望能解開這個謎團，能否讓體內的細胞不要一直持續地接受體內凋零訊息和外在的刺激，譬如感染、壓力、各種外在環境污染，甚至包括來自飲食等的傷害，使細胞受到影響、改變了代謝狀況，影響了基因表徵，因而導致老化的發生。

　　每個人體內所有的組織器官老化速度，會因人而異，甚至因器官而異。例如在 20 歲之後——

　　人類的肺部組織彈性逐漸地減弱，再加上肋骨間肌力逐漸慢慢慢的萎縮，因而使人呼吸的次數和吸氣

吐氣的容量下降。

　　腸胃道中消化酵素分泌下降，因而影響到養分的吸收和食物的消化。

　　血管中的彈性纖維彈力下降，而使血管逐漸硬化。

　　生殖系統方面因為老化，而使得女性的生理期逐漸停止、生殖系統排卵減少；生殖系統萎縮在男性方面，精子產生數目減少、前列腺肥大，也暗示了老化的開始。

　　生活在現代社會中，很難和傳播媒體脫離關係，轉到電視購物頻道、收聽廣播、翻閱報章雜誌廣告、上網瀏覽，甚至走進菜市場，很多浮誇廣告的遣詞用字，都會不斷誘拐、轟炸消費者：

　　「天天服用 OOO、XXX，會使你的人生嚇嚇叫、宛如生龍活虎。」

　　「妳也可以當美魔女，天天內服 OOO、外用 XXX，年年都像十八春。」

　　要活得老、也要活得好，是多少人的夢寐以求，但這真的可以如願嗎？人類到目前為止，依 2010 年的金氏世界紀錄認證報告：男性活得最久的是 116 歲，女性是 122 歲。

會影響到生命長短的因素

影響到生命長短的因素，包括了個人的先天體質或遺傳，與後天生活習慣、環境因素等。

基因

每個人會遺傳父母親或其家族的長相、毛髮、思考……因此就某種程度而言，長壽也被列為可能和家族的基因遺傳有關。科學家曾在一些長壽家族中，發現某些基因和長壽基因有關，例如麻省理工學院的研究指出，在酵母菌細胞內，額外加入具有啟動 sirtuin 轉譯指令的 Sir2 基因，會使細胞壽命顯著增長。

四年後，科學家又發現紅酒中的白藜蘆醇，能夠活化酵母菌細胞內的 sirtuin 基因，並延長其壽命。另外如血管加縮素基因，也在一系列的研究上發現跟長壽有關，就某些程度而言，遺傳決定了一些長壽方面的重要因素。

壓力

　　不知讀者朋友是否比較過，自己在有壓力下和沒壓力下的表情差異，看看自己在壓力下是否顏面憔悴？另外，雖然在沒壓力下的你可能覺得悠閒，但真的就是沒有壓力嗎？答案是否定的！

　　壓力有生理的、也有心理上的，有巨觀、也有微觀，我們的細胞內一直有著代謝壓力存在，這是種生物壓力，細胞內的氧化產物、代謝產物，使得我們無時無刻得面對生物壓力，細胞內的 DNA 和蛋白質，在老化改變的過程受到破壞，但在大自然的物競天擇之下，細胞自有一套修補的機制，因而是可逆的，也較是無害的，但若破壞影響到了代謝而對細胞產生生物壓力時，那這種破壞就不可逆，而且對細胞的影響甚鉅。

癌症基因

　　舉例而言，在大家所懼怕的癌症當中，大部分的前致癌基因（proto-oncogenes）都沒有活性、不具功能。而是抑癌基因（tumor suppressor genes）有活性。

　　前致癌基因假如異常活化起來，就稱作致癌基因

（oncogenes）。　而抑癌基因一壞掉的話，就沒辦法抑制癌症的出現。人體細胞中約有 6-10 萬的基因，其中前致癌基因約有 200 個左右，抑癌基因也不少於 50 個。當致癌基因的活性受到改變，或抑癌基因的活性受到改變，就會產生癌症。

基因會損壞有其基本方式，這會造成遺傳物質 DNA 產生突變和改變，包括：

- 物理性，如 γ 射線、紫外線、輻射線。
- 化學性，如黃麴菌素、戴奧辛、工業污染產生的環境致癌物。
- 生物性，如因 B 型肝炎病毒感染，產生肝癌。

若這些突變發生在較無功能的基因時，影響不大；但若這些突變發生在前致癌基因、抑癌基因，這兩類基因受到破壞時，便會生長、失控。既然外在的物理

性、化學性、生物性因素那麼多，人類為什麼還能活
那麼久？

主要原因有很多，其中之一就是有 p53 這個很重
要的抑癌基因。目前所知大部分的癌症，是因 p53 壞
掉而產生的。p53 之所以重要，因為它具有命令細胞不
要再生長，專心從事修補受損 DNA 的工作；無法修補
時，命令細胞自行死亡凋零；抑制血管增生，不供給
癌細胞養分，使癌細胞無法長大、轉移。要產生癌症
就是把 p53 的抑癌基因弄壞，p53 既然屬基因之一，當
然會受到外界損壞；當 p53 受外界損壞無法修補時，
功能喪失，癌細胞就易產生。

細胞的年齡標記，端粒的長度

端粒，是染色體末端的核苷酸重複序列，作用是
保持染色體的完整性。當細胞每分裂一次，端粒就會
縮短一點，當短到無法再支持 DNA 複製時，細胞將變
成靜止不動或死亡。

在一些人類的研究中發現，母親若有嚴重的慢性
精神憂鬱疾病，相較於沒有精神憂鬱的母親，她兒女

中的染色體端粒 (Telomeres) 會變短，而端粒的功能是在保護染色體的完整複製、預防分解，和保持染色體的生命穩定度有關。這樣的研究，更說明了壓力會影響基因體的結構，因而影響到壽命。

免疫系統能老當益壯嗎

在小朋友身上，可以看到在幼稚園、小學生時期常感冒，但幾天過後，孩子很容易痊癒、恢復體力。雖然在學校每個小孩都很容易傳來傳去的被感染，但相對地也很快地復原。而這種狀況在成年人或是老年人身上時，就不是如此幸運，甚至造成了生命上的威脅，或是需要更長的時間才能復原。免疫系統在我們身上發生了什麼變化？人體的免疫系統有兩套屏障組成：

先天免疫系統（Innate Immunity）

又稱為「固有免疫系統」；人類血液中的白血球、淋巴細胞、巨噬細胞、中性粒細胞，都屬於這系統的組成。巨噬細胞或白血球，是游離於特定的組織器官

之外的獨立細胞，可以自由移動並捕捉細胞碎片、外源顆粒，或入侵微生物。與許多其他體細胞不同，但是白血球沒有自行分裂來達到增殖的能力，而是由骨髓中的幹細胞產生。

先天免疫相關的白血球包括：自然殺傷細胞（natural killer cells）、肥大細胞（mast cells）、嗜酸性粒細胞（eosinophils）、嗜鹼性粒細胞（basophils）、巨噬細胞（macrophages）和中性粒細胞（neutrophils），以及樹突細胞（dendritic cells）。這些細胞的作用，在於快速的識別和消滅可能導致感染的病原體，當一個外來的物體包括致病菌，若尚未被先天免疫系統所中斷防患時，致病菌會進入人體內，而啟動了另一個免疫機制。

適應性免疫系統（Adaptive Immunity）

適應性免疫系統，能針對某些特定抗原，產生具抗原特異性的免疫力，並且具有記憶作用；第二次反應會比第一次反應快且高。當致病菌突破先天免疫系統之後，會進入身體的體液中，引發 B 淋巴細胞或 T

淋巴細胞活化，誘發出另一個免疫反應來應對此一致病菌。淋巴細胞是具特殊功能的細胞，比如 B 細胞製造抗體，殺手 T 細胞除了殺死病毒，也能幫助其他細胞活化或幫助 B 細胞產生抗體。

淋巴細胞，靠著胞膜上的抗原接受體和致病因子結合，一般而言，B 細胞可以辨識較完整的抗原分子，而 T 細胞較能辨認已處理過的抗原分子，而這因致病菌引發的免疫反應，在人體中要能夠平衡，否則過度被誘發的免疫反應會造成另一種疾病。

在老化過程中，免疫系統的平衡能力已經不如年輕時，因此慢性、輕度的發炎反應，同時間也增加了心臟病、關節炎和身體的老化性疾病，包含了失智症、巴金森氏症等退化性的疾病。

先天免疫系統和適應性免疫系統兩者之間的差別，

在於特異性（specificity）及記憶性（memory）。先天免
疫系統反應較快，但是較沒有特異性及記憶性，先天
性免疫力每次的反應程度都是類似的；適應性免疫系
統反應較慢，但有特異性及記憶性。不過先天性免疫
系統和適應性免疫系統之間也會互相影響。

失智症端倪
輕度認知功能缺損

　　「吾心似秋月，碧潭清皎潔，無物堪比倫，叫我如何說，萬里晴空，一輪明月。」這是修持者寒山子的心境寫照，也是多少現代人夢寐以求的境界；然而身處紛擾的世俗雜務與疾病籠罩下，失智病患與照護者，又有多少人能夠心如秋月皎潔？

　　失智症在目前的醫學研究治療下，依然是一項不可逆的疾病，目前的治療，充其量只是在於改善其生活品質和減輕照顧者的痛苦，對於疾病本身的終點，是較無法改變的。在逐漸老化的過程中，年齡宛如是退化型失智症的導火線，65-70 歲的老人中，阿茲海默氏退化型失智症，約佔了該族群的 1%-2 %；然而到 80 歲以上，幾乎可能已佔了該年齡層的 25% ！無可避免的宿命衝擊，勢必會落在娑婆眾生身上，增加了病患

的痛苦，也加重了家屬的負擔。

　　1986 年代開始，逐漸地有了「輕度認知功能缺損」觀念的興起，因為如此，而使研究學者對失智症的觀念有了更新的開啟；治療上也逐漸進步。輕度認知功能缺損的病人，每年有著 10%-15% 的比例會演變成失智症，5 年後這一群病人中，可能有將近 70%-80% 的人會演變成失智症。

　　若我們能將這一族群早點檢測出來，也許就能提早治療和預防他們演變成失智症患者。在國內的醫學研究中，顯示出包含輕度認知功能缺損病人的失智症盛行率，遠較單純是阿茲海默氏失智症來得高，約有 8%-10% 左右，此一盛行率也和國外學者的研究報告相去不遠。

輕度認知功能缺損的臨床表徵：
● 病人有主觀的抱怨記憶力不好。

- 較無法從事複雜的工作，但對一般的日常生活功能是可以應付的。
- 記憶力不好，是必須和相對年齡、生活背景類似的民眾相比較。
- 最好是能由家屬或主要的照護者，來幫忙提供病史確認。
- 目前尚未嚴重到符合失智症的診斷。

由於輕度認知功能缺損有其臨床上重要的意義，若能對輕度認知功能缺損患者們提早篩檢、積極治療，也許能扭轉隨老化而來的宿命——阿茲海默氏退化型失智症。希望藉此能對失智症開啟另一扇早療的窗口，也期望能減輕社會大眾的負擔、病患本身以及照護者的痛苦，減低「獨上高樓，望斷天涯路」的人間遺憾。

異常老化，要警覺是否有失智等其他疾病

我在醫學系五年級時，從事鄉野普查研究，親自體會到的一個印象深刻的案例：

那天，火紅的落日遙遙映在海面上，晚霞餘暉灑

在天地帷幕間。在一間濱海的老舊矮房中，有位孤單老人獨坐床沿，四周一片寂靜，他眼光透過窗櫺，空洞的望著沒入夜色的海天一線。老人身處的屋內彌漫著排泄物味道，桌上擺放著兒子送來的飯菜，交雜在一起的氣味，讓我百感交集、滿是心酸。

「人講伊是老番顛、真轳啦！」

「伊兩個後生就住在斜對街，三頓是有輪流送乎呷，不過伊常常飯菜都沒什麼動，問伊會餓未？伊嘛不睬你。」

「因為老阿公越變越古怪又沒衛生、連小孫子都很驚伊，所以他們就分開住了啦！」

鄰居們七嘴八舌地告訴我老人的身家背景，老人卻事不關己似的，神遊在他自己的世界理。

很多老人常會說話詞彙失當，或顛三倒四不知所云，個人衛生不曉得自理、身上總有異味、出門容易迷路、買東西不會算錢或找錢……漸漸地，走路步態不穩、無法正常行走，或再加上大小便失禁等出現，很有可能是「常壓性水腦症」等其他失智症的臨床表現。

很多失智的早期表現，常常被認為是年紀大了、自然而然的「退化」；因而導致身邊的家人也掉以輕心的忽略，使得一項原本可以及早治療的疾病，卻因治療的延誤而導致不可逆結果。再次的提醒讀者朋友：異常的老化，千萬別當想當然耳是年紀大了，要警覺是否與失智症有關！

失智早期，醫師及研究者使用的檢查

各種疾病都有早期，若能掌握早期的治療，效果當然最好，日後的併發症也越少。失智早期的檢查建議要包括：

血液檢查

目前為止，從血液檢中並無法確定診斷阿茲海默氏失智症，會抽血檢查是因為要排除其他代謝、內分

泌疾病異常所導致的大腦功能不好，例如甲狀腺異常時，偶爾也會造成病人的大腦認知功能不好，特別是情緒低下和憂鬱的病人。

腦脊髓液檢查

腦脊髓液中 42 個氨基酸的乙型類澱粉蛋白質（beta-amyloid，A β 42）含量下降，與 tau 蛋白含量上升，或 42 個氨基酸的乙型類澱粉蛋白質與含 40 個氨基酸的乙型類澱粉蛋白質（beta-amyloid，A β 40）的比例改變，是發病的警訊。

核磁共振造影檢查

核磁共振（MRI）可以提供清楚的腦部以及相關血管的解剖影像，在失智症的診斷上，極具幫助。如果是阿茲海默症，核磁共振造影，常可以看到海馬迴萎縮或大腦萎縮，尤其集中於某些區域，如額葉和顳葉。如果是血管性失智症，往往可以看到腦中風的病灶，或是相關的腦白質變化，其他型失智症就有不同的變化。

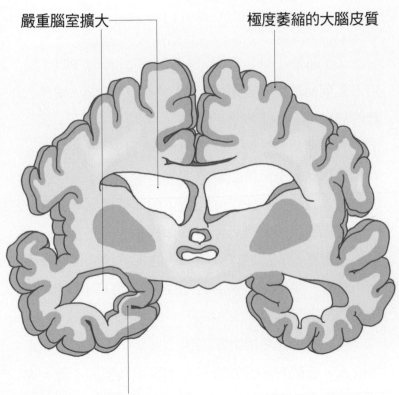

嚴重腦室擴大

極度萎縮的大腦皮質

極度萎縮的海馬迴

圖中顯示因為退化的關係，而產生極度萎縮的大腦皮質和擴大的腦室，也可以看到右下角的海馬迴，也極度的萎縮。

正子造影檢查

正子造影（Positron Emission Tomography, PET）是將去氧葡萄糖標識上同位素氟 -18 (18F-FDG)，偵測人體內細胞代謝葡萄糖的情形。

去氧葡萄糖，是一種與自然葡萄糖相近的物質，安全性極高，不用擔心過敏或是其他身體不適症狀的發生。大腦新陳代謝十分旺盛，葡萄糖使用率極高；因此可以利用正子造影偵測腦部代謝的分布。若是出現不正常區域，便意味著此處的腦細胞功能可能有變化，對於一些早期的腦部退化疾病如阿茲海默症的研究，易有發現。

最近的研究更指出在臨床上，某些認知功能都正常的人，他們的基因若帶有 E 型脂蛋白基因 4 號，大腦的代謝會較沒有 E 型脂蛋白基因 4 號者來得低。長期追蹤後某部分原本認知功能都正常的人，會轉變成阿茲海默氏失智症；正子造影檢查對這群病人而言，在早期尤突顯現出重要性。

神經心理測驗

　　就目前阿茲海默氏失智症和其他失智症的診斷正
確率而論，一般是被低估的，而且不論是在社區中，
或是在門診，極早期失智症更少被診斷出來。造成這
樣結果的原因很多，其中大多由於失智症的確認診斷，
需要花費臨床醫師較多時間，較多的人力、物力付出，
因此在基層醫療的醫師，較難在有限的時間內將其診
斷出來。另一項原因是目前缺乏較敏感和簡易的篩檢
工具或量表，可從社區中將此群病人篩檢出來。

簡易的「智能狀態檢查量表」MMSE

　　目前的篩檢工具中，簡易智能狀態檢查量表
（MMSE）在台灣，甚至在全球較為普遍被使用。但是
MMSE 的篩檢可能得以篩檢出一般輕度或中重度失智
症，但對於極早期失智症的病人而言，量表本身的檢
測能力卻較難以得知。

　　MMSE 本身的「天花板效應」使得對受高教育程
度的人退化較難區分，因而相對上較無鑑別能力；此
外，由於 MMSE 量表中的一些問題，也有著因社會文
化背景的不同而有所差異，如其中對日期的記憶等，

對台灣社會的一些老人，原本就少用陽曆日期來記事，可能就較不適用。縱使 MMSE 在台灣已使用多年，但各種版本內容卻無統一，因此量表本身的內容不一致，使得篩檢出來的結果無法一致判讀。

類澱粉正子造影

作用在偵測類澱粉蛋白沉積；但是年齡超過 65 歲的人，約有三分之一的人會有乙型類澱粉蛋白斑塊堆積在大腦，可是卻無認知功能障礙，因此乙型類澱粉蛋白斑塊的存在並不意味著會必然發展成阿茲海默氏症，或已經是阿茲海默失智症。這項測試會變成僅能讓醫生排除非阿茲海默氏症的病人，而不是告訴醫生「誰是阿茲海默氏症的病人」。因此這項檢查著重的是，當出現陰性結果，也就是影像上沒有看到乙型類澱粉蛋白斑塊時，較能夠幫助醫生排除阿茲海默氏症病患的診斷。

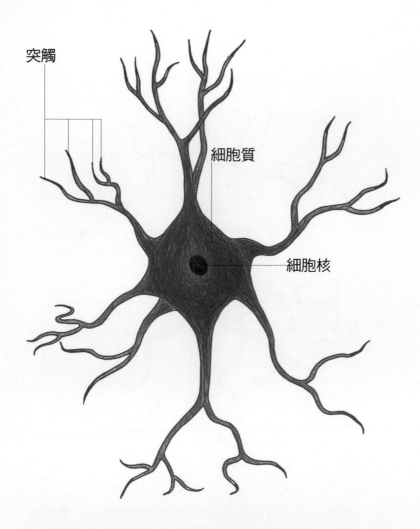

在健康神經細胞本體可以看到細胞中細胞質的飽滿，神
經細胞的突觸處沒有萎縮，生長得很圓滿。

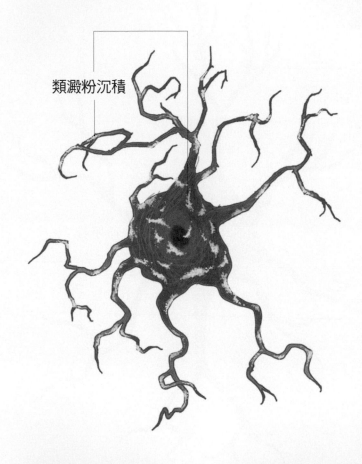

類澱粉沉積

示意圖顯示或已經是阿茲海默失智症病人腦中；萎縮和
退化的神經細胞本體，可以看到細胞萎縮及細胞的突觸
上面有一些類澱粉的沉積。

下面的示意圖，是兩個對比的「粒腺體」；粒腺體是人體細胞內的能量工廠，若已經遭受破壞或萎縮的粒腺體，能量工廠的功能將逐漸消失。

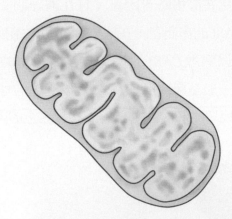

已被破壞萎縮的粒腺體，人類細胞內的能量工廠功能逐漸的消失。

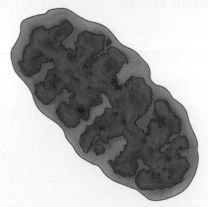

認知功能篩檢量表（CASI）

這量表的使用須要更長的時間，題目總分有一百分，但用在篩檢時有困難，且在國際間使用並不高。因為 CASI 的施測者，在使用前必需經過較長和嚴謹的訓練，以熟悉 CASI 的操作。且因量表的施測時間較長，在一般基層醫師使用時有不適應的地方，或使用於社區民眾的篩檢，也有操作和實務上的困難。

失智症的正確診斷，有一定程度上的困難，因為需要一位良好的醫師，具備足夠的知識，且要有十分配合的資訊提供者或照護者，經由專業的檢查項目，例如神經心理檢查、血液檢查、電腦斷層、核磁共振檢查等等，才可以更精確了解是何種原因導致失智症的發生，才能有較正確的診斷。

垂垂老矣的大腦

　　一直以來，醫界長期在腦部退化性疾病研究中探索，得到很多相關的疾病資訊外，同樣也從這些研究中，獲得了「人雖老化、但腦部不見得有罹患疾病」的資訊。

　　目前泛稱的「老人失智症」，乃是意指在老年人身上發生的失智症，原因有多種，此一族群是最常見的失智症，是異於正常老化過程的疾病，使得腦部神經細胞逐漸衰退、死亡，因而喪失腦部正常功能，導致記憶力、判斷力、抽象思考力、推理能力、以及語言能力等認知功能逐漸衰退，並造成日常生活及行為功能上的障礙，進而影響日常工作和自我生活照顧；但老人失智症，並不等於阿茲海默失智症。

大腦的老化中，常見到的是腦部的萎縮，特別是在前額葉的腦部組織和海馬迴，這兩部分主要掌管記憶、學習、構思和複雜的心智活動。當神經細胞和神經傳導物質改變，臨床上看見病人思緒變慢，或似乎「迴路」不像以前那般敏銳。

　　在腦部循環系統能力下降和腦血管的改變方面，則包括血管彈性下降、管徑狹窄、阻力上升；而使各種大腦活動的運作發生改變，造成新的微血管較不易增生，這些結果暗示共同的新功能發展將更慢。

　　人的大腦細胞是很奇妙的區域，先前有不少的學者專家會說：「人終其一生，只會使用到大腦的 10%-20%，尚有很多的腦細胞，並沒有被使用到。」這樣的論調並非十分正確，因為在大自然的演化中，不需要的細胞或多餘的細胞，在多次、多代的演化中會被淘汰掉，因此說人只會使用到 10%-20% 的細胞，其實是

不太正確的。

　　腦細胞除了膠質細胞以外，大部分神經元細胞幾乎不會再增生或分裂，且有生命程序，大腦的大小、重量，並不足已代表和此一物種是否比較高等；但相對不同區域大腦的比例不同，會代表物質演化的方向，就如同人類和其他動物相較之下，額葉和顳葉會較其他物種來得發達。

　　在爬蟲類如鱷魚或魚類等生物，原始的嗅覺皮質和整個大腦皮質的比例，相較於其他物種的腦組織，會佔較大的比例、比較發達，因此這些動物的嗅覺會很敏銳。但隨著演化到鳥類、哺乳類動物、到人類時，嗅覺皮質會逐漸的退化，相較於原始物種，人類的「嗅覺接受器」表面，嗅覺受體的密度遠低於其他嗅覺靈敏的動物，大約有一千萬個嗅覺受體。

　　由於嗅覺受體的數量不同，每個人的嗅覺能力也不一樣，但是以嗅覺靈敏著稱的狗，就有兩億個嗅覺受體，因此人的嗅覺本領比不上警犬，可以「聞」到已經被空氣稀釋了幾十億倍的特定物質；有時即使散發氣味的物質只有極小量，狗還是可以從蛛絲馬跡中

找到來源。

　　一般認為，人類的嗅覺能力在 8-12 歲時達到最高點，之後慢慢開始下降，而在年老時達到最低點。不過也有部分研究人員宣稱，人過了 20 歲之後嗅覺才會下降；另一個實驗則認為，人類對特定氣味的靈敏度，從 15 歲以後即逐漸下降。其實嗅覺能力是依個人的生理、心理情況而略有不同，如果身體非常健康，即使已經高齡，嗅覺能力也可以和年輕時一樣好。因此在某些研究中指出，嗅覺能力的退化，是失智症的一項指標。但以目前來說，嗅覺能力的退化，尚未被全盤的公認。

大腦皮質

　　人類的額葉和顳葉等，相較於原始物種，這些區域在演化上會逐漸發達起來，所以人類在情緒和記憶的管理上會比動物來得發達。

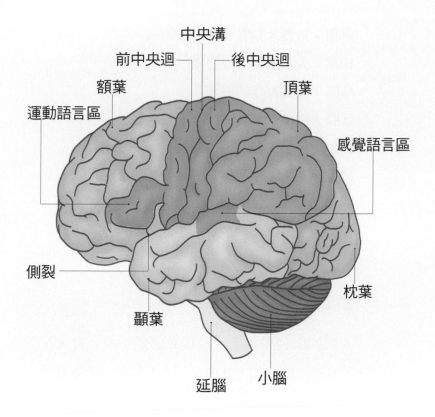

額葉：負責人類的情緒、思考、高級的決策動作。

前中央迴：負責人類大腦運動區，包含肢體動作。

中央溝：運動皮質和感覺皮質的分水嶺。

後中央迴：大腦感覺皮質，負責接受身體的感覺。

頂葉：負責大腦對空間的辨識感。

枕葉：人類視覺的接受處。

小腦：負責動作的協調。

延腦：生命中樞負責呼吸心跳血壓。

顳葉：控管人類的記憶和語言。

側裂：顳葉和額葉的分水嶺。

運動語言區：位於額葉，是語言發動的位置。

感覺語言區：位於顳葉，是語言的理解區。

額葉與前額葉

人類的腦袋和猴子、猩猩的腦袋比較，最大的不同在於腦容量的增加，其中又以「前額葉」增加最多。

前額葉幫助我們解讀、判斷和行為的決定。越是需要理解他人的態度、情緒、行為等思維能力時，前

額葉就顯得格外重要。 前額葉皮質在大腦結構中的地位特殊，因此對壓力非常敏感；是最高度演化的腦區，佔據了大約三分之一的大腦皮質，在人腦中所佔比例高於其他靈長類。

前額葉皮質成熟的速度比其他腦區慢，到了 20 歲後才會發育完全；很多人格違常的病人，多在此區域有所障礙。

顳葉

顳葉區和短暫記憶的儲存有關，若受損時，通常短暫記憶會不好，這也是人類和動物不同的地方。同時和語言的理解力、表達，有重要關係，受損時會產生失語症；失語症是在表達或理解語言上出現了障礙，初步又可分為兩種症狀：

運動性失語症

能聽懂他人談話，也知道該怎麼回應，卻無法明確表達或甚至無法表達，病灶在額葉。

感覺性失語症

無法理解他人談話，因而無法正確的回應。

頂葉

處理和接收所有來自身體觸覺神經的感應，例如觸摸和疼痛，也負責空間辨識感、定位、方向感，掌管動作、直覺、計算和物體辨認。當早期的腦部功能退化，譬如半途迷路、找不到路回家等，其實是頂葉出現了問題。

枕葉

視神經最後將光及顏色的刺激送達的地方，是腦半球最後面的枕葉視覺皮質區，這個地方產生了「成像」，從點到線到面的立體感。此處若出問題常會造成視野的缺損，甚至當事人在檢查中，自己已經看不見東西卻會否認、是不自知的皮質視盲（Cortical Blindness）。

正常老化
大腦會有老化斑塊和神經纖維糾纏

老化的腦部，會發生老化斑塊和神經纖維糾纏，並且會發生在神經細胞內外，雖然這些變化不像阿茲海默氏失智症的病理組織那麼大，但在老化的大腦也會發現這些阿茲海默氏失智症的病理表徵，只是量不如失智症那麼多。

老化斑塊主要是乙型澱粉樣蛋白（β-amyloid）組成，這物質原本是身體中所具有的蛋白質，但代謝異常時，這種蛋白在大腦堆積過多產生病變。老化斑塊的神經毒性，會導致神經軸突內構成管束的 Tau 蛋白發生捲曲，形成神經纖維糾纏，啟動神經細胞的凋亡，造成大腦的萎縮是阿茲海默症的特徵。

Tau蛋白質，是構成細胞裡的細胞骨骼的連結蛋白，下方是健康的骨骼細胞，上面Tau蛋白的架構把細胞骨骼連結在一起。

細胞骨骼　　　　　　　　　Tau蛋白質

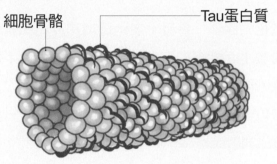

一旦被破壞後Tau蛋白瓦解，細胞骨骼就隨之瓦解，細胞也會因而死亡。

散掉的骨骼細胞　　　　　Tau蛋白質

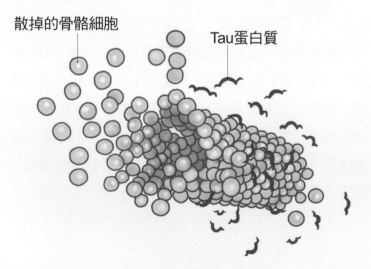

自由基和發炎反應，對腦部攻擊增加

自由基是一群讓組織反應的帶電粒子，使細胞組織更加受破壞和惡化。自由基一般來自於氧氣在體內新陳代謝後所產生的物質，活性極強，可與物質發生強烈反應，一旦體內自由基的數量超過人體正常防禦的範圍，就會產生「自由基連鎖反應」：促使蛋白質、碳水化合物、脂質等細胞基本構成物質，遭受氧化而成為新的自由基，再去氧化別的物質。在惡性循環下，人體正常的功能因此逐漸損傷破壞，各種疾病就接踵而至，異常的發炎反應也會增加，自由基和異常蛋白質的沉澱、沉積，造成了疾病的惡化。

用進廢退的大腦

在日常生活或門診中，我常會被問到：「年紀大了，對一些新的事物記憶性比較困難，對一些較複雜的工作，需要更高的注意力和記憶動作，已經不像年輕時可以迅速的回應處理，是不是得到失智症？」

面對這樣的問題，我會回答：「若只有這樣，應該

不是失智症，因為若給你更多的時間，去重複做這些
工作時，你的表現會如年輕時一樣，這就是我們的大
腦在老化了。」

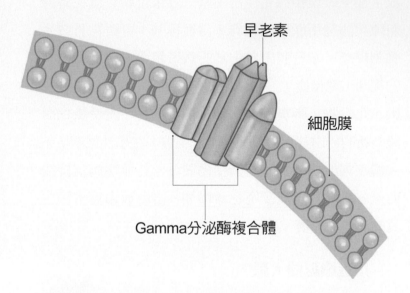

早老素

細胞膜

Gamma分泌酶複合體

細胞膜上有一個Gamma-分泌酶複合體（作為催化
劑）。這個分泌酶主要在負責類澱粉蛋白質的產生，
早老素（presenilin）是構成Gamma-分泌酶複合體的
重要因子，因此當早老素（presenilin）變異的時候，
Gamma-分泌酶會出現問題，澱粉沉積及產生速度也會
變快。

從另外一個角度來看，大腦在老化的過程中，產生了奇妙的可塑性（plastic），也就是說，大腦中的其他區域被啟動去代償和重組，以修補因老化而消退的功能。

　　迄今為止，有更多的數據顯示，這樣的修飾機制可以使得老化的大腦更能夠維持良好的能力，而影響這種能力有無或高低的因子不少，例如生活型態、身心整體的健康狀況、環境、遺傳基因的特性等。

　　例如在老化的過程中，我們常常因某個人的名字一時無法記起，但可以回想在哪裡見過他？他的聲音像誰？他住哪？開什麼樣的車等相關資料，來幫助你回想出他的名字。而這種功能是必須在成熟的大腦中才會逐漸被表現出來，這樣的功能就是可塑性，而這種可塑性的代償發生，會表現在老化的大腦。

　　可塑性的發生，乃是源自於神經細胞和另一個神

經細胞間突觸（synapse）發生的改變。腦細胞無法單獨運作，神經細胞之間必須連結，而這個接合的部分就是「突觸」。突觸非常小，必須透過電子顯微鏡才能觀察，提高突觸的活性，對激發人類的思考力很有幫助，比方學習，便會使突觸的數目和功能發生改變進而改變大腦功能。

預存的腦力

　　一個有趣的現象被發現：相同年齡的老年人，他若在年輕時常動腦、增加開發腦力，當他老化時，這種在年輕時候已預存的腦力，會使大腦老化時抵抗較多的破壞。而從年輕就不喜歡用腦筋的老人，則較無預存能力。因為就某種程度而言，在年輕時候已預存腦力的人，增加了神經組織間突觸的數目。

　　這種預存腦力的能力，取決於個人本身的基因、

教育、生活型態、後天所受訓練的多寡，就某種程度
而言，是種「用進廢退」的表現。

　　迄今為止科學家一直在探索「如何增進預存腦力」，
而目前研究指出：需控制的危險因子如心血管疾病、
糖尿病、血壓等；維持正常體重、養成運動習慣、注
意飲食健康、參加社交活動、培養增進心智的休閒嗜
好，維持家庭、親友間的良性互動，都能讓預存腦力
增進。

　　預存腦力的研究在禪修者身上更有所發現，有經
驗和有效地禪修，不僅可以改變大腦的功能，還可以
讓腦部原有結構性改變。通常人腦失智症的退化過程，
是從大腦皮質層起，顯示出越來越薄。但有科學家研
究指出，若是能於年輕時有效的禪修，大腦皮質就可
以維持年輕時的水準，甚至增加大腦皮質的厚度，當
然其各項功能也能維持較好的狀況。

關於記憶的衰退

　　輕度的健忘可以是老化的一部分，也有可能是更

嚴重的記憶問題，例如「失憶型輕度認知功能缺損」或其他失智症，甚至於是阿茲海默氏失智症。

老化的記憶

健忘是老年人常見的問題，忘記鑰匙放在哪裡？錢包擱哪？四處找不到眼鏡……通常這樣記憶的老化，是一些小瑣事，還不會構成日常生活上的失常，而這些人會認為自己比年輕時的思考、記憶，開始有輕度的落差。但目前的研究發現，對於這一族群，只要相對地給予較長的時間讓他們去多想一下，通常還能夠面對和處理這些問題，一如他們年輕時，這也是老化大腦可塑性能力的發揮。

其他原因造成記憶的喪失

老年人由於用藥的種類很多且複雜，因此某些老年人記憶不良，有時是藥物引起的，如安眠藥的長期服用、其他藥物的副作用、長期素食的人可能會造成維他命 B12 缺乏或其他問題造成的甲狀腺功能低下、嚴重的肝腎病變也會造成記憶的變差。

　　常見會影響記憶的還有憂鬱和焦慮，這兩種情緒障礙是造成臨床上記憶不如前的很大原因；一旦這些情緒性疾病被治療和排除之後，記憶力應該會進步和恢復；但是否能 100% 呢？目前尚無定論。在此要提醒的是：憂鬱症若不加以治療，長久之後是失智的危險因子。

錯誤的記憶認知

　　在醫院，不論是門診或查房時，常面臨這樣的狀況，我問病人的主要照顧者：「老人家的記憶力目前好不好？」

　　照顧者有時不甚明瞭記憶的機制，會告訴我：「記憶力算很好吧，三、四十年前的事情都能夠記得起來。」

　　這種現象不知道使多少人誤解、也誤導失智病人的及早就醫。

　　若是我再補問一句：「最近的事情，老人家可以記得清楚嗎？」

　　家屬就可能會表情奇怪的回答：「最近的事倒是忘

得很快，反而比較記不住了耶！」

若我們依照事情發生的先後順序來區分記憶──

短期記憶

是最近幾天、幾星期，或近一兩個月內發生的事情。短期記憶的位置，是在大腦的海馬迴附近以及顳葉，在退化的過程中，是以海馬迴及顳葉為開始，病人表現出來的是短期記憶會缺損，最近的人事物都記不起來。

長期記憶

過去幾年或更久的事情。

長期記憶是分布在整個大腦區域，因此會在較末期的失智症病人才會表現出來；也正因如此，失智症臨床分期時，一直到中重度時期病人才會叫錯家人、至親的名字，或不認識了，甚至在原來熟悉、已形成長期記憶的家中，走錯了房間。

早期的退化型失智症，屬於短期記憶的缺損為主，隨著疾病惡化，逐漸造成全面性認知功能的缺損，和日常生活上的應付困難，這和一般民眾對早期失智的想法不同。因而希望大家能對記憶分類稍有認識，使得一些早期的失智病人能夠盡早就醫治療，而不再因被疏忽而造成日後疾病嚴重時的負擔和遺憾。

勇於面對自己的疾病

　　不久前，門診有位五十幾歲的太太被丈夫帶來，拿出一張他院轉介來的轉診單，上面記載「疑似失智症」，他們夫妻希望我能給些進一步診治的建議。

　　細細詢問一下病史和觀察端倪，這位太太的表現，從她的談話中，可以感覺到她思考是正確的，但速度較慢、面部表情較少、失去以往敏捷的思考能力，病人陳述右臉頰也會有一點點麻的感覺。

　　一般而言，退化型的失智症如阿茲海默氏症，在早期是較不會出現「局部神經學」的異常表現，但這麻木的感覺告訴我並不尋常。在往後的電腦斷層中，可以看到大腦左側頂葉有一顆不小的腫瘤，因為腫瘤的長大，而引起周邊腦組織的水腫，而將腦中線向對側壓迫，而使病人有局部神經學症狀的出現。

　　當下我請病人與其丈夫到電腦螢幕前對他們解說時，我看到氣氛頓時凝固和無奈。

　　「反正都是沒救，早知道、晚知道都一樣，倒不如不要知道。」這位太太很喪氣。

　　「這顆腫瘤確實難以處理，但積極面對，對未來還是有幫助。」我心中其實知道，看到那漩渦狀的水腫，明知日後的困難，但不做任何醫療就等同放棄，放棄就會絕望和加快惡化的速度。當我執筆寫下這一段事時，病人經先生勸說已願意接受治療，我鼓勵和嘉許病人面對生命挑戰的勇氣，因為她勇於面對自己的疾病而活。

早期篩檢對治療的影響

　　如果有一天，父母不記得孩子；同床共枕數十年的伴侶，想不起來你是誰；老人家一生的經歷及記憶逐漸消失，家人該如何面對？

　　2004 年 6 月 5 日，美國現代史上聲望最高的總統雷根（Ronald Regan, 1911- 2004），因阿茲海默氏失智症合併肺炎，病逝美國加州洛杉磯近郊的寓所，享壽

93 歲。1980 年，雷根以令人難以置信的 69 歲高齡，當選美國第 40 任總統並連任兩屆，成為主宰 20 世紀人類命運最有權勢的人物之一，也是美國有史以來最長壽的總統。

有著強韌生命力的雷根，唯獨對被歸為失智症之一的阿茲海默氏失智症束手無策，在和至今仍無法確認真面目的病魔搏鬥整整十年後，還是敗下陣來與世長辭。所以不管是權傾一時的達官貴人，還是平凡庸碌的凡夫俗子，任何人都可能成為下一個失智症的受害者。

雖然阿茲海默氏失智症早期的徵兆不是很明顯，一般發病年齡大多集中在 65 歲以上老人，且年紀越長罹患的機率越高。近年來由於早期診斷和篩檢的進行，使得阿茲海默氏失智症在早期時就被發現，這時病人的年齡也相對的較為年輕。在疾病邁入嚴重期，除了原本的記憶力、空間辨識感較差外，出現的神經精神症狀，也造成照顧者非常大的困擾與壓力。

不同嚴重程度的失智症患者，有著不同比例的神經精神症狀、行為混亂出現。這些行為和神經精神症

狀，也是患者進入療養院或護理之家的主要因素。要避免如此沉重的疾病病程所帶來的負擔，當今唯一較可行之計，只有早期發現和早期治療，才較不會使病程進展太快，治療效果較好，進而使照顧者不至於造成更大之負擔。

阿茲海默氏失智症治療，目前成效有其侷限

目前阿茲海默氏失智症的治療，是以「乙醯膽鹼酯酶抑制劑」為主，但目前的乙醯膽鹼酯酶抑制劑的治療成效在研究當中，也只有約50%-60%的病人有改善的成果。對已服用乙醯膽鹼酯酶抑制劑，而臨床上沒有顯著進步的阿茲海默失智症病人而言，沒進步甚至退步的原因有很多，其中一項有可能是因為病人被診斷出時，即使病人是臨床失智症分期的輕度（CDR=1）或中度（CDR=2），然而其腦部被破壞的程度已相當嚴重，因此治療的效果不會十分良好。

因此，若能在阿茲海默氏失智症的極早期就將疾病診斷出來，甚至此時給予治療，在目前的研究顯示，如此的治療效果相對的比較好，病人或家屬也更受

惠。另外造成阿茲海默氏失智症的病理特徵之一，是類澱粉在大腦上的沉積。在我們正常人的腦內，每天都在產生和清除類澱粉，當清除的速度小於沈積和產生的速度時，腦內類澱粉的沈積量會增加，因而更造成神經纖維糾結的加劇，臨床上的症狀就會因此而更加的明顯。因此早期診斷，甚至前期的失智症診斷，在治療上有其重要性與必需性。

目前台灣、甚至全球的失智症治療，在臨床上效果相對有限，其中較大原因在於失智症若是在中末期被發現時，病人腦部中的神經細胞元，被失智症破壞的程度十分的嚴重，縱使將疾病本身惡化的程度遏阻後，殘餘的大腦細胞實屬有限，再加上腦細胞本身很難再生，因此臨床上已失去的功能不易恢復，病人臨床上復原的程度不大。

因為如此，在失智症的治療方面，更加強調早期發現早期治療。藉由早期的診斷和發現失智症，方能使目前在臨床上已正在使用，或實驗室裡正在研發階段的藥物在未來的治療上有其展露長才的機會，才更不至於造成病人和家屬的遺憾。

漫無目的的半夜行為

有位七十多歲的老婦人，一直在我門診中做追蹤，每次都由兒子帶她來就診。有一次在夜診時，兒子獨自進來告訴我：「謝謝醫師你這幾年來的照顧。」有著職業敏感度的醫師，每次聽到此種話時，心中大多會有點震驚，病人可能是已經發生了什麼事情？

一翻開病歷，看到上次回診日期已經是 5 個月以前的事，我不禁問他：「你母親怎麼今天沒有來？」

他嘆了一口氣：「我母親從加護病房轉至一般病房，才出院不久，現在在安養院中照顧。」原因是他母親在有一次深夜中起來，口渴了，跑去浴室把「通樂」當作是汽水喝了下去，從食道到胸腔嚴重受傷。目前食道已割除，以人造瘻管進食，我聽了心中十分難過、遺憾。

失智症病人常會在夜間漫無目的的活動，例如夜裡起床要外出、半夜收拾東西「要回家」，甚至準備去上班等，有時因為看護者的短暫疏忽發生憾事，這位老婦人半夜起床要喝水，卻因對空間辨認感較差，找

不到廚房在何處，將「通樂」誤以為是可喝的飲料，
而造成不可彌補的遺憾。

　　照顧一位失智症的病人，比照顧失能的病人困難
多多了，要 24 小時不停的監護，否則一旦疏忽，憾事
就措手不及的發生；而且這些異常的失智行為，是造
成家屬最大的提心吊膽所在，失智症唯有早期診斷、
早期治療，才能對病人、對家屬都有所助益。

　　台灣是目前老化速度最快的國家，相對老化人口
上升也促使了阿茲海默氏失智症，這以年齡為危險因
子的退化疾病，慢慢的浮現出來。當阿茲海默氏失智
症被診斷出來的 7-13 年，可能就須面臨死亡，在疾病
早期卻是始於沒有十分明顯的臨床症狀，早已默默在
腦部進行吞噬。

　　整個病程雖然是逐漸而緩慢，但要反轉回到正常

卻是十分困難。其中最大的困難，是當前亟須解決的
——在於病人在就醫或被家屬發現時，狀況通常已是
較嚴重期，腦細胞大量的死亡，任憑目前醫學如何的
進步，醫師也不能起死回生，縱使用盡了各種治療方
法，結果始終有限、讓人遺憾。

第三章

異於正常的老化

即便是「早期」失智症
大腦破壞已非常嚴重了

　　不要以為早期失智症大腦變化很少，其實早期失智症大腦裡的破壞已經非常嚴重了。

　　從發病的病理學來講，一般人大概三、四十歲開始，腦部的類澱粉已開始沉積。雖然大腦會有清除機制，但是當沉積速度太快，或清除機制有問題導致清除變慢，異常的類澱粉就會在大腦裡累積，造成發炎反應、神經纖維的糾纏。神經細胞會因而喪失、腦部體積就會縮小，這在核磁共振上可以看到明顯的海馬迴萎縮，和接連大腦皮質的萎縮；之後病人的日常生

活表現和認知功能就會有異常。

正常的大腦，皮質豐盈

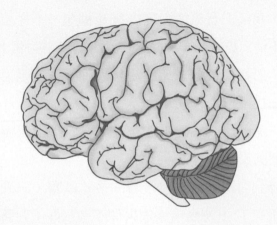

病變的大腦，皮質萎縮

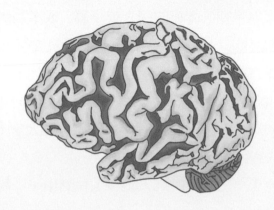

在門診，家屬通常都會因為發現——

「我爸搭車時常搞錯方向，而且這兩三年越來越嚴重了。」

「我媽去買東西，變得糊裡糊塗，不是給錯錢、就是不會算該找她多少錢了，她之前多精明啊！」

「奶奶半夜起來會跑錯房間睡覺，問她怎麼了，竟然是找不到自己的房間。」

「爺爺半夜不睡覺，在客廳亂走，還去開大門說他想要回家。」

等到有這些症狀一段時間後才就醫，病人都已經是滿嚴重了 這時候治療效果便不會很好；對醫師和病人而言都是無奈。在知道效果是有限之下，如何提升其他疑似早期失智症的病人或家屬，成了高齡社會大家必須要懂的「生活衛教」，請務必認真看待！

從這觀點來看，臨床上表現出失智症，哪怕是很早期或很輕微的症狀，其實腦部的變化已經非常大。正因如此，我們不得不呼籲：「必須提醒大家，去面對早期失智症的篩檢與治療！」

今天早上門診的病人很多，快到中午一點時，候

診的病人還剩二十幾位，我也不想讓病人等太久，但是臨床看診卻是急不來的繁重。推門進來的第 72 號病人，我抬頭一看，是一位年輕的女性，心想應該不是什麼嚴重的疾病吧！

通常病人看多了之後，心中都會有個底，這般年輕的女病人，通常來看診不是極輕症，就是極重症的疾病，我看她憂愁地靜靜坐下來，先生站在她的後面陪同著。

「我是從電視裡看到楊醫師的演講，在網路上先搜尋您的資料之後，才從台中搭高鐵來看門診。」這位王女士告訴我：「身上目前有貼一塊貼片，治療失智症，因為在台中的××醫院，被診斷出我是阿茲海默症病患。」

「醫師告訴我太太時，我們覺得很納悶，就問那一位醫師，是怎麼診斷出我太太是失智症的？那醫師不太耐煩說這個你們不是很懂，在門診沒法一下子就說得清楚。」

「那一位醫師只說，已經幫我抽血做了檢查、也幫我做完一個智能的簡單測驗分析，做了腦部的電腦

斷層，因此他確定是失智症，所以就必須要做失智症的治療。」

　　雖然醫師這樣的回答，王女士和先生覺得還是很納悶不解，在不得不的情況下，夫妻兩個人自行查很多失智症的相關資料，才搭車到高雄來看門診。

　　我看著電腦螢幕上的病例資料，這位女士是民國68年出生的，我心中有點震驚，這樣輕的年紀，不到40歲，被診斷成失智症的比例非常、非常的少，除非是有家族遺傳性的失智症，或是一些很特殊的個案才會發生。我仔細地問她病史，跟這位女士坦白講：「我並不支持先前醫師的診斷，因為妳先前是因工作壓力而情緒不好，這會使妳的記憶也跟著不好，在這種情況下，即使做了神經心理學測驗，大概分數會比正常的參考值較低。」

　　王女士抽血檢查的結果正常，大腦電腦斷層沒有明顯的變化，如果再遇到沒有很仔細去探查病史的醫師時，往往就下了一個失智症的診斷。以王女士的年紀，及她目前被當作失智症來治療，再聽她訴說內心的委屈後，其實我心中是有點不平的！

　　有時候，身為醫師，必須要好好自我訓練，自我加強，也許我講這些話很多醫師聽了會很不舒服，但我必須還是要講：

　　有許多早期的失智症病人，轉診到一些醫師手上時，醫師就說：「這個是退化、是老了，沒有關係！」

　　但有些病人，並不是真屬於早期的失智症病患，卻把一些檢查都照表操課的完成，粗步排除掉其他原因，就認為病人的記憶不好是「失智症」。明明沒有失智症，卻被診斷成失智症，這樣的診斷對病人和家屬的打擊是很大的！

　　我跟王女士講：「沒有關係，我會再幫妳排另外一些詳細的檢查，來確定有沒有其他重大的問題。」

　　離開診間時，夫妻倆大大鬆了口氣，愉快地問我：「是不是還要再來做些追蹤？」

我告訴她：「是的，妳的情緒變化對記憶的影響，我會再做一段時間的評估和追蹤。」

我常想，醫師的診斷，有時下得不是很正確時，特別是像失智症這種較重大的疾病時，過與不及的診斷，對病人及其家屬的影響是很攸關的！

初老期的失智症，早發性失智

50多歲的林先生是重度失智症的病人，目前已長期臥床並且有褥瘡的出現，由於無法自行吞嚥，長期使用鼻胃管進流體食物。

我問目前照顧他的妻子：「家中目前生活的經濟狀況還好嗎？」

林太太眼眶泛紅，眼淚也撲簌簌地掉了下來：「家中的經濟，目前是由兒子在獨撐，五、六年前，我先生在做泥水工，我是工地裡面的小工。生活雖然辛苦，還可以扶養兒女長大。但漸漸地發現先生不想去工作，之後、比方說做工時原本牆壁粗胚是要抹平的，他已經做了一輩子，卻不會抹了。一些原本很上手的工作，做得也不是很好，工頭會嫌他添麻煩。兩年後，我帶

先生去醫院看病，醫生懷疑他是失智症。」

　　但由於 50 歲出頭的年紀，使得原本在看診的醫師不敢下阿茲海默失智症的診斷，因此被轉診到我的門診來。在一連串的檢查和病史釐清後，我告訴了他們：

　　「這是一個初老期的失智症，也就是早發性的阿茲海默失智症。這種案例雖然不多，但在台灣也佔了一定的比例，而且早發性的失智症在病程上，會比一般老年性發生的阿茲海默失智症進展的速度更快。」

　　看林太太似懂非懂的先「哦」了一聲，低著頭說：「我們會盡量來治療。」

　　初老期的失智症病人在起初治療的 3-4 年中，病情從輕度、中度到重度；從早先的面無表情，但是可以溝通且是自己走進來門診，到如今以「復康巴士」接送，用輪椅插著鼻胃管的方式被推進來，這些轉變短短的幾年內，活生生的在醫師和家屬的面前展現出來。台灣目前，到我寫稿為止，沒有早發性失智症的大規模流行病學研究資料，但我們都深信這一群病人在一般的醫療環境中，若不小心很可能被遺漏掉，因為他們發病時間不如老年失智症的年紀般大，而速度也較快。

　　我問林先生的兒子小林：「目前經濟收入和照顧支出，是否還可以應付？」

　　小林低著頭告訴我：「爸爸已經長期臥床，有去問社會局，想申請電動病床，相關人員卻不核准，因為他們說電動病床是給失能的病人，不是給失智的病人用的。」

　　乍聽下，百味雜陳！

　　失智症病人在病程末期時，肢體僵硬，有長期臥床的問題和現象，這對所有的相關社福人員來說，是需有「更切實際的在職教育」，且要持續來進行，以免誤解病情的狀況一再的重演。

　　事後，我打了通電話給妙僧法師，在護智中心正巧有善心人士捐助了電動病床，護智中心便將這病床代為轉贈這個家庭。但不久後小林到門診找我：「謝謝楊醫師幫忙，我們存夠錢可以自己買電動病床了，希望將護智中心的電動床，轉給更需要的人。」

常常在門診，從市井百姓身上看到難能可貴的人性光輝，當事人不見得生活優渥，也許連小康也談不上，但卻能將心比心，自己受苦時，還能夠想到「有比我更苦的人需要幫忙」。他們精神上的富足，豈是世俗所能衡量的？

互助取暖的獨居老人

　　又一天門診時，一位老病號 84 歲的張婆婆，一進診間就告訴我：「楊醫師，我帶了兩個長青班的同學來看病！」張婆婆自稱雖然記憶力不好，但生活上的事情還可以自理。

　　她指著同來的一位灰衣女士：「我發現阿秀上課時，老師說的她一點都記不住，下課問她剛上課講什麼，阿秀根本就忘得乾乾淨淨，好像沒來上過課一樣，跟老師一說，老師觀察後也覺得是有問題。」

我看病歷上阿秀的年齡寫的是 82 歲。

「那她喔——」張婆婆指著一進診間，就步履蹣跚忙扶著椅子坐下的老太太：「她是阿滿姐，楊醫師你看她 90 歲了，走路很慢、手一直抖，抖到很難拿筆寫字。」我看了阿滿姐轉診病歷中的運動功能，加上她步伐緩慢、手抖、寫字無法寫完整，有經驗的醫師心中就大概有底了。

我問了這位帶隊的張婆婆：「妳們是怎麼來醫院的？」

「今天下午，我們三個人請假沒去長青班上課，一起搭公車過來，可是又搭錯車、找不到醫院，最後叫程車司機載我們過來。」

「都沒兒女或家人陪你們來啊？」

「少年仔都愛去吃頭路，今嘛錢歹賺，只剩下咱老仔，要靠老仔互相逗幫忙了啦。」

我心中油然佩服張婆婆那句「咱老仔，要靠老仔互相逗幫忙」的自立自強，想到三位高齡的老太太，一起結伴搭公車看診又迷路，心中儘管不捨，還是幫她們加油打氣：「妳們還是很棒的，可以互相照顧。」

張婆婆說：「我看長青班的同學，年紀大了，有人變得很孤獨、不太理人，囝兒細小又不在身邊，有不舒服就忍著，忍到別人發現他不對勁時，代誌都很大條了。」

在門診，有不少獨居老人來看診，以他們的高齡，看過人生百態，他們的眼神所流露的孤寂與無奈，張婆婆說的話，我完全能體會。我也一直在想：只要活得夠久，每一個人都會老，然而已步入高齡化的台灣，對老人的照顧，什麼時候才能跟上趨勢的腳步呢？

極早期失智症的臨床表徵

防微杜漸是任何事情的基本原則，對於失智症更應當是如此！一般人以為失智都是從記憶不好開始，但不是人人都如此。

典型的阿茲海默失智症，主要是以記憶為主，但其他類型的失智，有些是以語言功能異常、或情緒障礙為早期症狀。有一部分的病人，最早的臨床表現是以「空間視野辨識功能衰退」為徵兆，例如容易迷路、或開車下交流道時判斷錯誤、或是執行功能減退障礙

為主。

　　舉例來說，原本工作能勝任裁決的事情，如今變得模稜兩可、難下決斷，這一族群較易被忽略，較難在其仍是極早期失智階段時，就被診斷出有極早期的阿茲海默氏失智症。且有些阿茲海默氏失智症的病人，早期的臨床狀況是以憂鬱、或其他精神症狀的表現，就某種程度而言，這些病人相對也較容易錯失了在極早期階段，就被診斷出來的機會。

　　早發性阿茲海默氏失智症的徵兆不是很明顯，只是記憶障礙，源自其他的疾病，也容易被誤認為是阿茲海默氏症。這可能發生在任何人身上，只有醫師和專家才能適當確診。一般阿茲海默氏失智症發病年齡，大多集中在 65 歲以上老人，且年紀越大，罹患的機率越高，尤其是 80 歲以上的老人，罹患機率最高。

失憶
不代表患有失智相關疾病

　　很多不同的原因都可能導致記憶力問題，如果發現自己或親人出現令人感到困擾的症狀，應該趕快就醫查明原因。起碼某些導致類似失智症狀的原因，是可以逆轉的。大腦有許多不同區域，每個區域負責不同的功能，例如記憶、判斷、運動……特定區域中的細胞受損後，該區域就不能正常工作。

　　不同類型的失智症，與特定大腦區域中、特定類型的腦細胞損傷有關。以阿茲海默失智症為例，海馬迴、顳葉區，是大腦的學習和記憶中樞，這區域內的腦細胞

往往是阿茲海默失智症最先受到損傷的；這就是為什麼記憶喪失通常是阿茲海默失智症最早症狀之一。

阿茲海默失智症所造成的影響

這些阿茲海默失智症患的改變，如果花些心思仔細觀察，和一般的老化還是有所不同的。

日常生活的記憶力改變

剛獲得的資訊馬上就忘記，是失智症早期最常見的徵兆之一。其他徵兆包括忘記重要的日期、活動、重複詢問同樣的事情，依賴輔助記憶的用品，例如紙條、電子用品，或是依賴家人從事以前可以自己處理的事。但就老化這件事來說，如同一般人隨年紀增長所產生的變化，雖然偶爾會忘記名字或約會，但是稍後會想起來。

計畫事情或解決問題有困難

有些病人可能在規畫或是執行計劃上，或是處理數

字上出現困難。他們可能在處理每個月的帳單、或熟悉的採買流程、或煮飯做菜出現問題；可能無法專心，或是需要更多的時間來處理以前熟悉的事情。包括在家事、工作場合，或是休閒活動中，完成熟悉的工作有困難。有時候對於到一個熟悉的地方、或工作管理、或記住最喜歡的休閒活動規則，也會出現問題。這和一般隨年紀增長所產生的老化不同，舉例來說，老化是偶爾需要別人幫忙來使用操作上有點複雜、且之前都沒使用過的家電，比方微波爐、或是錄放影機；但失智卻是原本會使用，但現在卻不會用了。

對時間或地點感到困惑

阿茲海默失智症患者會忘記日期，季節和時間的關聯性，如果一件事情不是當下發生，他們可能很難理解。有時候他們可能忘記自己在哪，或是他們是如何到這個地方的；但一般人隨年紀增長所產生的變化，雖然一下子不記得今天是星期幾？但是之後還能夠想起來。

對複雜的視覺影像和空間關係有困難

對部分人來說，視覺問題是阿茲海默失智症的一項警告徵兆；可能在閱讀、判斷距離遠近、決定顏色或對比上出現困難。嚴重時會產生幻想，例如可能會自己從一面鏡子前走過，然後覺得屋裡有另一個人；可能無法了解鏡子裡的那個人，就是自己。

在說話時或書寫用字上出現困難

可能在了解對話，或加入別人的談話中出現困難。可能在話講到一半時停頓下來，不知道該怎麼繼續下去？或是可能會重複自己所說的話；可能在字彙上出現困難，很難找到正確的字彙，或是叫錯事物的稱謂；例如將「手錶」說成「手上的鐘」。

東西放錯地方，失去回頭尋找和重做的能力

可能會把東西放在不尋常的地方，也可能掉了東西卻無法回頭去尋找；有時候找不到，他們也許會指控別人偷竊。隨著時間和病程的發展，頻率也會隨著

增加。一般的老人家，隨年紀增長會偶爾將東西放錯地方，例如眼鏡或是遙控器，但慢慢想想還是能找得出來。

判斷力變差或減弱

病人可能會經歷到判斷力，或是做決定能力減弱的改變。可能失去對金錢價值的判斷力，而支付大筆錢給地下電台等的莫名其妙推銷商，而這些行為甚至會反覆出現；但一般隨年紀增長的老人，是偶爾做出錯誤的決定。

退出工作或是社交活動

阿茲海默失智症患者可能開始不再保有嗜好，退出社交活動，或是從工作、活動上，將自己隔絕；可能在追蹤最喜愛的球隊，或完成自己最喜歡的嗜好上出現困難，也可能因為自己經歷到的不由自主的改變，而避免參與社交。但一般人隨年紀增長所產生的變化，是有時候對工作、家庭和社交上的義務，感到厭倦，和失智症的表現是不一樣的。

情緒和個性的改變

會變得困惑、懷疑、憂鬱、害怕，或是焦慮。只要離開他們自己認定的「舒適圈」外，可能在家、工作場合，或是和朋友在一起時，容易變得心煩意亂。但平常的老人隨年紀增長，是會發展出特定的處理事情方法，規律如果被破壞，會容易發怒，但還是可以調適的。

目前台灣的失智症人口大約有 23 萬人，但大部分失智症的治療在臨床上有其侷限之處，治療效果也因眾多的干擾因素，因而相對地有限。其中較大原因，是在於失智症若是在中、末期被發現時，病人腦部中的神經細胞元，被失智症破壞的程度十分的嚴重，縱使將疾病本身惡化的程度遏阻之後，殘餘的大腦細胞實屬有限；再加上腦細胞本身很難再生，因此臨床上已失去的功能不易恢復，所以病人的功能改善有限，家屬也較容易灰心。

1996 年，我還是見習醫師時，花了幾年的寒暑假做田野調查。在我們的研究中發現，台灣 65 歲以上輕

度認知功能障礙（Mild Cognitive Impairment, MCI）的人口比例約佔 65 歲以上所有老年人口的 10.2% 左右，但若特別檢視 75 歲以上老年人口族群時，所佔的比率高達 13.01%。

　　而這一群輕度認知功能障礙者，每年都有滿高的機會轉變成阿茲海默氏失智症；因此失智症的人口盛行率，會隨著年代的向前邁進而增加。由於在台灣阿茲海默氏症是失智症的主要成因，目前這些有關台灣阿茲海默氏症現有的盛行率資料和研究，大多完成於一、二十年前，而這些研究僅限於某些區域，無法提供失智症在台灣整體狀況。

　　因此在最近幾年，我們完成一項初步的篩檢，佛光山護智中心（MPC）是一個非營利性機構，由佛光山慈悲基金會於 2008 年成立，透過全世界數百個佛光山分會提供醫療及慈善事業的服務。

AD8

　　若是要在更早期發現或診斷出極早期的失智症，需要花費相當大的時間和財力，為了兼顧臨床上對極

早期失智症診斷的準確性，以及在面對普羅大眾的失智症篩檢時的便利性，美國聖路易華盛頓大學阿茲海默氏失智症研究中心發展出一項 8 個問題的「極早期失智症篩檢量表」，在經由我們翻譯和確認其信效度後，已在 2009 年世界阿茲海默氏失智症大會發表。

　　這份篩檢量表的應用，著重在目前和過去日子的相比較，經由正確的訓練和宣導使用後，若受測者的這 8 個問題其中有 2 題是有改變時，受測者有可能有極早期的阿茲海默氏症。在國外使用上的敏感度（Sensitivity）為 74%，特異性（Specificity）為 86%。

　　為了測試 AD-8 中文版量表在台灣的適用性，我們將此量表翻譯成中文後再將其翻譯回英文，以確定翻譯的正確性。在測試 AD-8 中文版量表的臨床使用上，發現在區別正常組（CDR=0）和極早期失智症組（CDR=0.5）的判定值（cut-off value）是 2，且有 95.89% 的敏感度和 78.7% 的特異性。

　　在區別正常組（CDR=0）和失智症組（CDR ≧ 0.5）時，其判斷值也是 2，敏感度為 97.6%，特異性為 78.07%。因此在研究中，更加確認了 AD-8 量表在台灣的

可行性，其判斷的臨界值，不因不同種族而有所差別。雖然如此，但如果有徵狀時，也不必過分驚慌，這只是一個篩檢量表，真正失智與否，尚需要專門的失智症診療醫師來做最後的確認。

由於佛光山分支機構在市區、郊區和農村均有分布，且遍布在台灣北、中、南和東部各地區，通力合作下，自 2011 年—2013 年，護智中心已展開針對老年人的失智症篩檢計畫；所使用的篩檢工具就是「AD8」。

「AD8 極早期失智症篩檢量表」填表說明

若以前無下列問題，但在過去幾年中有以下改變，請填「是，有改變」；若無，請填「不是，沒有改變」；若不確定，請填「不知道」；但只有「是」才算 1 分。

1、判斷力上的困難。

例如落入圈套或騙局、財務上不好的決定、買了對受禮者不合宜的禮物。

□是，有改變　□不是，沒有改變　□不知道

2、對活動和嗜好的興趣降低。

□是，有改變　□不是，沒有改變　□不知道

3、重複相同的問題、故事和陳述。

　　□是，有改變　□不是，沒有改變　□不知道

4、在學習如何使用工具、設備，和小器具上有困難。

　　例如：電視、音響、冷氣機、洗衣機、熱水爐
　　（器）、微波爐、遙控器。

　　□是，有改變　□不是，沒有改變　□不知道

5、忘記正確的月份和年份。

　　□是，有改變　□不是，沒有改變　□不知道

6、處理複雜的財務上有困難。

　　例如個人或家庭的收支平衡、所得稅、繳費單。

　　□是，有改變　□不是，沒有改變　□不知道

7、記住約會的時間有困難。

　　□是，有改變　□不是，沒有改變　□不知道

8、有持續的思考和記憶方面的問題。

　　□是，有改變　□不是，沒有改變　□不知道

　　總得分：＿＿＿＿＿＿＿＿＿＿

　　如果 AD8 的篩檢總得分結果若為「2」、或大於 2
分以上，將被視為失智症，也包括非常輕度失智症。

　　由佛光山護智中心所做的研究，有 2171 位的受試者，其中 368 位在北部，中部 549 位，南部 877 位，東部 377 位。全部平均年齡是 66.9 歲 ± 10.2 歲。篩檢後疑似失智症約 296 位，平均年齡是 69.4 歲 ± 10.8 歲；疑似失智症的比例佔所有受試者 13.6%，而在此 13.6% 的人口中，女性卻有 73.0%，從這可看出早期的失智症還是以女性居多。

　　因此當你的家屬或身邊有這樣的反應的親朋時，也許應該要注意一些。失智症的正確診斷已有一定程度上的困難，症狀雖然暗示是失智症的症狀，但是背後的原因，有很多還是要醫師一一加以釐清的。

　　我時常被病人問及：「是否可以透過抽血、測驗、做些檢查來告訴我，是否已經得到失智症？」這問題，我想應該已經有了很清楚的答案。

失智症到目前為止，是一個「臨床上的診斷」，而
不是僅僅用儀器可以檢查出來的，儘管核磁共振上有
腦部的萎縮；正子攝影檢查上有代謝的低下；甚至類
澱粉造影上有類澱粉的沉積。但臨床上沒有失智症的
表徵時，這個病人就沒有失智症的診斷；所有的檢查、
抽血、測驗等等，只是來幫助醫師增加診斷的正確性，
而不能決定診斷。

第四章

輕度認知障礙的原因與預防

憂鬱症

　　和憂鬱症有關的生活事件包括傷慟、分離、急性身體疾病、親近的人生病或有生命威脅、突然無家可歸、重大財物危機、和家人及朋友的互動差、失去有意義的他人，包括寵物等。一般來說，大部分人在傷慟後幾個星期中，會出現憂鬱症狀，但都會隨時間漸漸減少症狀而不致發生憂鬱疾病。

　　和憂鬱症有關的慢性壓力，包括長期健康變壞、活動受限制、失去自主性變得依賴；感覺能力喪失（主要是指視、聽的感覺）或認知能力下降；房屋居住問

題、家庭成員發生重大事件、婚變、社經地位下降、
工作上出問題或退休、照顧家中慢性疾病患，或殘障
依賴者等。

　　但是若發生事件的年齡不一樣，老年患者比年輕
患者有較多的身體症狀、較多死亡的意念；老年憂鬱
症患者比年輕患者有較多的激躁、睡眠、胃口等方面
的症狀，且憂鬱症較嚴重。

　　憂鬱症病患經常出現輕微的認知障礙，在臨床上
又稱為「假性失智」(Pseudodementia)，這種憂鬱症在臨
床上若表現出重度的病程，而其認知障礙也會缺損，
主要侷限於記憶力、注意力、精神反應過程速度之缺
損。

　　假性失智患者，可以正確地知道其記憶力何時變
差，也常抱怨記憶力差，不像失智症病人會否認、輕

忽記憶力變差的事實。

　　當進行測驗時，憂鬱患者常答：「不知道。」且隨伴有激躁不安的現象；而失智症患者則盡力去作答，但幾乎都不正確，答錯了也不在乎。這種憂鬱症嚴重時，很難與失智症鑑別，在憂鬱症狀治療痊癒後，必須小心的追蹤其發生失智症的高危險可能性。

藥物治療的考量

　　對藥物治療的反應，老年人經常比年輕人需要花多一點的時間，在年輕人也許需要 4 周就能看到效果；老年人也許要 6-8 周才行。用藥時應考慮藥物的容忍性、安全性、副作用、藥物相互作用及禁忌症，及影響治療的心理、社會因素，要讓病患了解，抗鬱劑是較不會成癮的。

不同狀況的治療選擇

● 心理治療：

　　主要以傷慟患者為主，運用「認知行為治療」及

「人際關係治療」方法。

● 光照治療：

是特別針對秋、冬季節容易發病，且合併延遲型失眠的老年人較有幫助。

● 運動治療：

已知增加運動可以減少憂鬱症狀，但不影響憂鬱症的發生率。

● 音樂治療：

對老年憂鬱症病患，有中等程度的療效。

● 電擊治療：

倘若合併嚴重的精神症狀及自殺行為，可考慮電擊治療，但需要由醫師來實施。

走出汶川大地震的廖智

我曾主持過探索心靈的電視節目，有一集節目製作人告訴我：「有位中國的女孩，有機會來到台灣做她的新書發表會，這女孩在汶川大地震時、被活埋了 26 個小時，失去雙腿、失去女兒、失去婚姻。」

聽完後我告訴製作人：「很希望這位女孩能夠來上

我的節目，我讚賞和敬佩她的勇氣。」這女孩就是廖智，錄影那天在攝影棚，她訴說了她的故事：

2008 年 5 月 12 日，發生了汶川大地震，我被活埋了 26 個小時，當被救出來時，下肢破損到已經沒有功能。

「要救命，必須截肢！」醫師決定，只能咬牙認了。

我有個 6 個月大的女兒，在地震當時不幸去世了。還沒有發生地震前，我是一位小有名氣的舞蹈工作者，截肢後，愛人跟我離婚了。那年我 26 歲，原是一位前途無限的舞蹈工作者，家庭幸福……

一場天災過後，沒了跳舞的下肢、沒了心愛的小女兒，愛人也棄我而去……我的痛苦、沮喪，無法言喻，這一輩子的眼淚，在那段日子傾巢而出，沒日沒夜、哭累了昏睡，醒來一想起又哭。

在醫院裡，有很多人來探望我，有認識的親友、有不認識的陌生人，看到我的不幸，大部分來探望的人都隨口告訴我：「廖智，妳要想開一點、看開一點！妳的人生還很長，不要再讓這些事情，讓自己一輩子痛苦。」

　　這樣的安慰，其實、真的、很難、能夠聽進去，因為你們不是我，我的椎心之痛，就明明白白的擱在那裡；有多慘烈、絕望，你們無法想像、體會！

　　直到有一天，有對來自加拿大的華人夫妻，有別於其他人對待倖存者的方式，他們蹲下來扶著輪椅，溫柔的仰頭傾聽，對我的遭遇，沒有任何建議或評斷，只是以發自內心的同理心、憐惜，來靜靜的擁抱著我，陪我一起哭。

　　雖然那時候，這對夫妻並沒有一直引用一些勵志格言來勸我，或提出一些什麼建議，但我真正感受到了「不是隨口說說」的關懷，這種發自肺腑、真摯的「陪伴力量」，我深刻感受到了。

　　這對夫妻臨行前送了我一副義肢，鼓勵我：「不要自暴自棄，站起來！」從那時候開始，我在膝蓋套上義肢，重拾舞蹈。原本輕盈優美的隨便一個動作，都成了很痛苦和不簡單的肢體磨練，汗水和淚水一起大把揮灑，但我不放棄，我終於重回舞台，參加舞蹈比賽外，我也義演「鼓舞」這齣舞碼，用募得的款項，來幫助汶川的賑災。

　　訪問廖智時，我很感動，很誠實的告訴她：「我十分欽佩妳！」

　　廖智的故事，令人動容欽佩外，也給我們上了很棒的一課：關懷人，是必須要用「同理心」的，也是我們所常講的將心比心、角色轉換。因為你不是他，你怎麼能深刻去體察到他宛如無底的痛苦。

　　這也讓我想到《莊子・秋水篇》中所記載的：

　　有一天莊子和惠施二人外出散步，走到濠水的一座橋上。莊子看見魚在水裡自由自在地游來游去有感而發：「你看，魚多麼快樂！」惠施卻回說：「你不是魚，怎麼知道魚很快樂呢？」

　　確實，人怎麼知道魚的快樂或痛苦？同理心是很重要的關鍵，特別是在發生重大傷病或是重大災難時，我們面對受苦的人和病人時，一般口頭上隨便說說的安慰，可能真的對當事者是於事無補吧？

高血壓與腦部白質病變

　　神經科醫師對高血壓的控制目標，和心臟科醫師通常有著不同的觀點，心臟科的醫師通常會把病人的血壓控制得較低，認為低一點的血壓會比較好；而神經科醫師考慮到的是太低的血壓，會使腦部的灌流不足，因而會增加腦部的退化機會，所以會有不同的看法。

　　因此，當病人同時看了這兩個科別，會產生混淆：「我究竟要聽誰的？才算標準？」

　　我通常會告訴病人：「你可以折衷一點，因為血壓本來就是高低起伏的，若老是為了 1-5 mmHg 斤斤計較時，反而會使你變得緊張，血壓反而容易升高，更難控制。另外是要看目前的健康狀況，是哪一科的問題較嚴重，需要積極控制，就先以該科的標準為治療的

目標。」

　　一般人的眼光，直覺高血壓跟中風有強烈關係，而中風之後會導致記憶不好和失智。但是臨床上，往往會看到一些人有高血壓、沒有中風的情況下，由於高血壓的時間久了之後，記憶變得比常人不好，有時走路也漸漸的變得不穩，這樣的臨床結果，打破了我們對高血壓產生腦部退化的看法。

　　一般而言，如果病人有做腦部電腦斷層或核磁共振，會發現在大腦的電腦斷層或核磁共振裡面會有不少白點和白色的斑塊，這個就是所謂的大腦白質病變。大腦白質病變在目前的科學和醫學研究裡，一直是身分未明的處境，但有一點很明確，在全世界的研究裡發現這些大腦白質病變，最有相關的兩個因素就是「年紀」和「高血壓」。

高血壓可以不經由中風而產生腦部白質病變

大腦白質病變會使人走路越來越不穩，思考時有中斷、做事和判斷力不像以前那麼敏銳。所以不要忘記高血壓長期對腦部的影響，是一直在持續進行，特別是中年人的高血壓，對大腦白質病變是有很強烈的影響。

大腦白質病變除了特別去做核磁共振或是電腦斷層的檢查，才能夠看得出來，否則在一般的檢查裡面能夠看出來的機會不大。但是臨床觀察時，如果發覺病人走路不太穩，判斷力和記憶力是像下樓梯般的下降，和先前比較認知功能等都有逐漸變化時，大腦白質病變是絕對不能不列入考慮。

這幾年來，我們一直在強調的，把大腦白質病變控制好之後，也許失智症和腦中風發生的機會比較少，生活品質也應該會更好。真的不要以為高血壓只是引起腦中風的危險因子而已，而不被視為是退化性的失智症阿茲海默氏失智症的危險因子，這個觀念，已經慢慢的被打破。

長期的高血壓病人，由於血管硬化等變化，腦部的血液灌流量是偏低的，而這長期偏低的灌流量，將會導致腦部血流量不足，加重了認知功能的衰退，加速阿茲海默氏失智症的進行。

　　從早期到現今，高血壓和阿茲海默氏失智症關係的研究十分盛行，但由於不同的研究設計和嚴謹性，都會影響結果。2005-2006 年，我在美國聖路易華盛頓大學阿茲海默氏失智症研究中心做研究，把 25 年來有阿茲海默氏失智症病人和正常對照組的資料加以分析，用相同的族群來做橫斷面和長期追蹤的調查，發現這些病人中平均的收縮壓是 141.9± 21.3 mmHg，舒張壓為 76.3 ±11.3 mmHg；若與正常對照組收縮壓 141.7±22.3 mmHg，舒張壓 76.6 ±11.8 mmHg 來看，兩者間差別並不顯著。

太低的舒張壓，是失智症的一項危險因子

我在美國聖路易大學阿茲海默氏研究中心的另一項研究中也發現，將為期將近 13 年，計 594 名無失智症、但有高血壓病人的長期追蹤下，當舒張壓在 77.0±11.8 mmHg 以上時，卻和阿茲海默氏症的減少，有顯著相關。在這樣嚴謹的實驗設計下，我們發現適當的舒張壓，不可以太高或太低，較不易發展成阿茲海默氏失智症。這相關性和之前的研究結果似乎指出：較高的舒張壓，是失智症的一項危險因子，是一致的。

適度的舒張壓會減少阿茲海默氏失智症的發生率。老年人血壓不宜太低，失智症患者血壓是必須要「適中」。

但是在中年時（定義為 45 歲）發生的高血壓，大多數的研究多指出，此一時期的高血壓，和日後阿茲

海默氏失智症的發生，有較強烈的相關性；特別是若高血壓的定義是以血壓 >160/95mmHg 為標準時，這個相關性顯得更強烈。

在夏威夷群島，一項以亞裔人口為主的長期世代研究中，就將此結果顯示得更為清楚。該研究中發現在日後死亡解剖檢驗中，若是有中年高血壓的病人，比無中年高血壓的病人，腦中有更多的老化斑（Senile plaque）和神經纖維糾纏（Neurofibrillary tangles）。這一些中年高血壓人的腦部，海馬迴萎縮的程度，也較其他沒中年高血壓的病人來得大。在中年時發生的高血壓，目前較有共識地被視為是阿茲海默氏失智症的危險因子。

糖尿病會影響認知功能表現

　　糖尿病除了是血管性失智症的危險因子之外，也是阿茲海默氏失智症的危險因子。

　　在尚未發展至失智症前，糖尿病會影響到人的認知功能的表現，包含記憶、理解力，及空間辨識感等，在第一型糖尿病的研究中，病患會有輕到中度不等的認知功能的影響。相似地，第二型糖尿病患者認知功能的影響，主要發生在學習事物和記憶力的障礙，思考的速度和流暢度也會受到影響。

　　在最近的研究中更指出，第二型糖尿病或者是血糖耐受性較差的病人中，有高達 80% 的病人，有阿茲海默氏失智症的表現之可能性。這些最近的發現也釐清了糖尿病雖然是中風的危險因子，相同的也是血管性失智症的危險因子。糖尿病也會是阿茲海默氏失智症的危險因子，是因為在第二型糖尿病的早期，會出現胰島素阻抗的現象發生，會合併產生高胰島素血症，進而導致認知功能的退化和失智症的進行。

　　這些結果除了由於胰島素的阻抗的原因，進而造成血管方面的病變，導致認知功能惡化之外，另一方面由於高胰島素血症，會使類澱粉的代謝產生病變，因而加速類澱粉的累積，進而導致阿茲海默氏失智症和輕度認知功能障礙患者的發生。

　　因此在面對糖尿病的處置時，腦部的問題不可不慎，希望除了一般血糖控制平穩外，對於糖尿病引起的認知功能障礙、阿茲海默氏失智症、血管性失智症，也能多加注意和防範，以建立周全性的糖尿病照護和治療。糖尿病的前兆症狀，可能加速腦部老化，並且會對年長者造成記憶和其他的心智問題。可以想像將

一個細胞長期泡在糖水裡面,對細胞而言當然不是好事,更甚的是,會因為高濃度的糖分而使細胞代謝出現問題因而死亡。

糖尿病與記憶衰退有關

目前大家都清楚糖尿病可以分為第一型糖尿病:身體不能產生足夠的胰島素;或是第二型糖尿病:身體對胰島素的利用產生問題,因而發展成許多循環系統和心臟方面的疾病。

腦神經細胞唯一的食物就是葡萄糖,最近的研究顯示,胰島素對大腦也很重要!

胰島素異常和神經退化性疾病有關,包括阿茲海默氏症、巴金森氏症、杭丁頓氏症;而阿茲海默氏失智症,目前被認知為第三型糖尿病。

　　長久以來科學家相信只有胰臟會製造胰島素，中樞神經系統完全沒有參與。1980 年代中期，研究團隊在大腦發現胰島素受體和胰島素，這受體和胰島素與失智症的病理產物「乙型類澱粉」的代謝強烈相關。

　　臨床上發現原本服用口服降血糖藥物的病人，在改成胰島素的使用後，認知功能會比較進步，因為胰島素對於學習和記憶很重要。動物實驗注射胰島素之後，對於回憶故事情節和其他記憶能力馬上增強了；動物的學習行為也會提高胰島素含量，擅長空間記憶測試的大鼠，比起慣於靜止的大鼠，腦部含有較多胰島素。這也說明──動腦會增加腦部的胰島素。

大腦的胰島素和阿茲海默症有關

　　大腦的胰島素和阿茲海默症有關？答案是可肯定的，因為阿茲海默症會造成嚴重的記憶喪失。健康的人和阿茲海默症患者，腦中胰島素和受體的含量是有差別的，發現長期學習以及記憶有關的神經區中，健康者的胰島素平均含量高了 4 倍，同時胰島素受體也高了 10 倍，這也說明長期訓練，可以增加腦部胰島素

和腦部胰島素受體的數目。

　　大腦會自己製造胰島素來增加認知功能，而阿茲海默氏失智症患者不僅腦中胰島素不足，更由於其接受體對胰島素產生阻抗性，因而使功能更差。糖尿病患者罹患阿茲海默症的機會，比起一般人高了兩倍，而事實上這些患者在記憶和學習方面的問題也比較多。

　　胰島素可以調節類澱粉 β 蛋白質（beta-amyloid）的產生和分解，這種蛋白質形成阿茲海默症患者大腦中的黏稠斑塊。雖然還不清楚所有的細節，有些研究將恢復正常胰島素功能當作有潛力的療法，來減輕或者甚至預防神經退化。舉例來說，增強腦中與身體對胰島素產生反應的化學分子，被發現可以減輕阿茲海默症早期患者的認知功能衰退，也許在最近的將來，會開啟另一扇治療失智症的窗。

腦中風之後的失智症

二十多歲的小李是位碼頭的搬運工人，但最近因老父親大腦動脈阻塞中風而住院。查房時偶爾看到他，其他時間都只看到他父親一人獨自躺在床上。隔壁床的病人家屬會幫他照看一下，因為小李是搬運工，若不上班會被開除，家中經濟也會頓時失去依靠；在醫護人員的體諒和盡力幫忙下，小李的父親在穩定後不久出院，雖然尚伴存著失語症及右側肢體的輕癱。

門診時，小李帶父親來回診，很苦惱的說：「我爸現在會亂跑，跑丟了幾次，還好被警察送了回來，他沒辦法自理生活起居、吃飯穿衣。又不想從床上起來去上廁所，好幾次都尿在被子裡，我簡直拿他一點半法都沒有。」

我告訴小李這是血管性的失智症，是中風引起的，

要小心治療，因為病人如果沒有看好，會有可能發生意外。我擔心小李又是非得工作不可：「你上班的時候，父親要怎麼辦呢？」

「都請鄰居幫忙看著，若我爸要跑出門時，幫忙攔住他，趕快打電話給我，現在也不能加班多賺點錢，晚上還得提早回家煮飯，照顧我爸。」

「你要加油，我們會盡力協助你。」

小李的眼中泛著淚，我可以體會他心中的那份有口難言的辛苦。

「還好老闆知道我的處境後，不僅沒有責備我下班時間一到就走人，還常准我請假，帶我爸到醫院看病或去警察局接人。」

好在台灣是一個充滿人情味的地方，有可以幫忙關照的鄰居，可以體諒下屬的老闆，這對於小李來說，現實社會裡的溫暖，讓他能有持續支撐下去的動力與勇氣。藉著這篇文章，我很感謝小李有體諒員工的老闆，幫他照看父親的鄰居。

血管性失智症都和腦血管疾病有關

腦血管疾病主要包含兩大類，一類是腦梗塞，佔約 70%；另一類是腦出血，佔約 30%。導致血管性失智症有幾種可能的機轉：

腦部組織的喪失

由於腦中風造成腦部組織喪失，當到達某一臨界點時，腦部失去代償能力，最後引起失智症。

腦中風次數的累積

由於多次大大小小的中風，造成加乘效應，而使受傷的腦組織到達造成失智症的量。

腦中風的部位

腦部中某些特定位置受到傷害，比起其他位置更易產生失智症，例如在左側丘腦和左後側關聯皮質區，單一次中風便足以產生失智症。

腦皮質下缺血

　　由於皮質下部有許多交通神經纖維，長期的高血壓或糖尿病，造成皮質下的缺血，而使腦部各葉間的溝通受到阻礙，間接造成失智症。

遺傳因素

　　由於基因異常造成的腦中風和失智症，以大腦動脈病變，合併皮質下中風與腦白質病變，最為有名是（CADASIL），這是種顯性遺傳的疾病，造成腦部的小血管梗塞，而導致全面性的皮質下病變，臨床上則表現出腦中風合併血管性失智症。

　　由此可知血管性失智症的原因，和腦血管疾病有關，不論是腦梗塞或腦出血，只要是在中風的次數、位置或腦受傷的部分夠嚴重，都可能造成血管性失智症。對於血管性失智症的治療，目前尚無直接、有效的療法，由於血管性失智症的根本原因在於腦血管病變，因此治療甚至預防腦血管病變，便成為預防血管性失智症的不二法門。

發生腦血管病變的原因有很多，常見的危險因子包括高血壓、糖尿病、心臟病、抽菸、喝酒等，這些危險因子有些要靠藥物的協助，有些則是需要病人的配合才能減低腦中風的可能性。

　　至於直接治療血管性失智症的方法，目前有腦血管循環促進劑、抗血小板藥物等來治療，然而效果仍有待進一步研究。因此徹底避開腦中風危險因子，譬如高血壓、糖尿病、不抽菸、少喝酒，才是預防血管性失智症最重要的治療。

會影響失智症的保健食品

　　在美國，一項很有名的修女研究中，有著不尋常的發現，而這結果讓很多失智症的研究專家百思不解。

　　修道院中的修女們，過著平靜和簡單的修行日子，死後修女們捐贈大體作為醫學研究，在修女的腦部解剖檢查中，雖然發現大量的乙型類澱粉沉積（導致阿茲海默氏失智症的病理機轉），且合併在腦部組織有萎縮，但臨床上卻沒有失智症的表現，為什麼會這樣呢？

　　最大的原因乃在於後天影響所導致，是否修女本身的生活能影響大腦的表現？或是什麼樣的生活，才會影響失智症的可能表現？科學家做了很多研究，發現一些有趣的結論：有腦部的病理變化，並不是都會發展成失智症。

　　總有病人或家屬會問：「吃什麼食品，會對改善失智症有效呢？」

　　就失智症而言，目前所有的食品，皆無強烈的醫療證據，說明對失智症是有效的。話雖如此，仍是有少部分的病人，由於症狀較輕微、或較無明顯的症狀，在服用這些產品後，或許症狀仍有改善的空間、有所反應，或有個人變比較好點的感覺。

　　雖然這些食品本身的醫療證據較為薄弱（可能是之前缺乏大規模的研究，或是已研究出來的結果並不是十分顯著），但在臨床上，有病人會長期或大量服用之下，一些基本的認識和功效，病人或其家屬必須要清楚，因為長期累積後的臨床作用，無論是好或壞都不容輕忽，因此可分為幾個方面來思考：

對循環及記憶方面的影響

　　之前關於銀杏的研究，大多強調其能抗老化、增進腦力、預防老人失智症，但銀杏是否真具有改善記憶力或強化心智的功能，一直是爭論性很高的議題。

　　銀杏是中國古老的藥材，在德國、法國方面，銀

杏葉萃取物已被製成膜衣錠，或是以靜脈注射的方式而成為醫師的臨床處方用藥，用以改善血管的疾病，如間歇性跛足或腦血管血液循環障礙，包括了注意力不集中、記憶力減退、暈眩、耳鳴等症狀。

最近，醫學會期刊的研究結果顯示，銀杏葉有可能對改善記憶力、認知力、活化腦部功能有影響。近年來，許多研究顯示高單位的銀杏葉萃取物，可改善阿茲海默症，促進病患的認知表現及日常生活上的行為能力。

1997 年，美國研究結果發現，銀杏葉可能減緩阿茲海默症的病情惡化，研究人員從銀杏葉中提煉出 EGb761 物質，讓阿茲海默症患者服用，並追蹤患者的病情，結果發現患者病情惡化的速度，比服用安慰劑的對照組病患要慢，同時也發現這些患者的記憶力有所改善，而且服用劑量越高的銀杏葉萃取物，所產生的效果包括認知能力、意志專注力也越強。但是越高劑量的銀杏萃取物，可能會有更多的副作用產生；雖然如此，並不是每一個患者對銀杏萃取物皆有良好的反應。

　　銀杏的另一原因是被認為可以抗老，因為隨著年齡的增加，人體中含氧的血液，通過大腦中細小血管的能力會逐漸下降，症狀包括注意力、短期記憶力下降等。銀杏含有能清除自由基的類黃酮配醣體、雙黃酮體，以及具有活血效能的銀杏內酯等成分，能活化血小板使血液不會凝結成塊，同時也能使血管擴張、促進血液循環，因此就某種程度而言，銀杏對心血管疾病、腦血栓、中風，是可能有所助益的。

　　正在服用抗凝血藥物或阿斯匹靈的病患，應小心補充銀杏萃取物。因為銀杏具有活血作用，如果正在服用抗凝血劑等藥物時，很可能產生加乘作用，使傷口難以癒合、流血不止，提高出血的危險性。

　　雖然目前銀杏被視為保健食品，但不能因此抹煞銀杏可能對記憶力較差的病人有幫助，但也提醒任何

藥物在被稱具有「療效」之前，都應經過醫學專業嚴格的檢驗。

對抗氧化方面的影響

自由基是身體中一種不穩定的分子，會破壞身體組織和健康的細胞。自由基產生原因，可能來自於基因突變、疾病、老化或環境污染等。

可和細胞內蛋白質行交錯連結反應的自由基，致使蛋白質變性或結構改變，導致生物體內生化代謝反應進行所需的酵素活性喪失，使細胞內之正常功能無法進行。自由基會攻擊 DNA 分子，破壞鹼基結構，使功能改變，造成基因突變及毒性產生，進而產生退化性疾病如阿茲海默氏症或巴金森氏症等。

近年來許多證據顯示，自由基的堆積與破壞，是造成老化或與老化相關的退化性疾病，如癌症、心血管疾病、白內障、關節炎、巴金森氏症等疾病發生的重要因素。因此、為了有效防止疾病的發生與發展，生物體必須抑制或清除這些活性氧物質。正常情況下，生物體中具有抗氧化的防禦系統來移除活性氧與自由

基，共同保護生物體免受到活性氧物質的氧化性傷害，
抗氧化劑能經由預防自由基的形成，使身體維持健康。

　　常見的抗氧化劑如松樹皮，良好的松樹皮萃取物，
是在豔陽高照下松樹為保護自身，而使樹皮變得需擁
有更多抗氧化物質來對抗強烈的紫外線。由松樹皮萃
取出的萃取物中含有生物類黃酮，在抗氧化的功效上
確實令人注目。

　　根據研究結果顯示，松樹皮抽取物含有豐富的生
物類黃酮，是天然強力抗氧化劑，能對抗破壞細胞的
自由基，而且並不是只有一個單方的化學成分，另含
有前花青素、兒茶酚、生物鹼、存在松樹皮中特有的
石炭酸等多酚類化合物，都是構成松樹皮具生理活性
的元素。

　　松樹皮所含的生物類黃酮中，最受矚目的就是前
花青素（Proanthocyanidins）。有研究結果指出，前花青
素的抗氧化作用是維生素 E 的 50 倍，維他命 C 的 20
倍。松樹皮萃取物的保健應用，和我們常見的葡萄籽
非常類似，主要都是在於抗氧化的功效。

　　目前比較流行的抗氧化劑，多半是將多種的成分

混成一種複方產品，例如將松樹皮與葡萄籽等抗氧化
成分，一起製成複方，可能會提高這些抗氧化成分的
效果。另外，在動物研究方面顯示，維生素 E 等抗氧
化劑，對於腦部的破壞具有保護性的作用。然而最近
應用在人體對失智症治療的長期追蹤時，並不能顯示
出維生素 E 具有顯著性的療效，因此維他命 E 的使用
和真正的療效，需要更多證據來證實。

對情緒及精神狀況穩定的影響

近期的研究表示，魚油中的 DHA 可能藉由調節脂
蛋白質（LR11）的功能，進而可能防止老人失智症的
惡化，提升腦中 LR11 的含量，將有助於抑制有毒蛋白
質的生成。

魚油的主要成分為「Omega-3 多元不飽和脂肪酸」，
由 DHA 和 EPA 組合而成，類似 DHA 脂肪酸為人體中
不可或缺的成分，此類脂肪酸必須經由攝取食物取
得。多年研究顯示，DHA 是腦中含量最豐富的必要脂
肪酸，也是胎兒和幼兒腦部發育的重要成分。

另外在一些研究中，魚油可以降低三酸甘油脂及

膽固醇，抗血栓，減少中風與心肌梗塞的機會，也可能減緩老年人腦力的退化現象。但是服用時，因目前海洋生物污染嚴重，重金屬等污染物在更高生物鏈的累積，是必須被列入考慮的。

輔酵素 Q10

輔酵素 Q10，存在於每個細胞的粒腺體中，為細胞呼吸、電子轉移、氧化作用控制的必要輔助酵素，是維持人體所有組織與器官健康不可或缺的重要物質。有兩大主要功能：一是啟動並在細胞內運送能量，負責基本的細胞功能；另一項功能則為保護細胞不受自由基的傷害。自由基會導致組織結構受損並影響細胞功能，是造成肌膚老化的元兇。

人體會自然產生 Q10，也能從肉類、魚類，綠色蔬菜等食物中攝取少量 Q10。但 Q10 必須達到足夠的水平，才能產生器官需要的能量。在一些退化性的疾病中，粒腺體輔酶（CoQ10）有著一定的定位，包括抗衰老等，但在使用上的用量，要特別注意，劑量太低沒有明確效果，太高也會有副作用出現，且不一定會

有療效，因此使用時需謹慎。

　　磷脂醯絲胺酸（Phosphatidylserine）或腦磷脂等成分是人腦部細胞的組成物質之一，擔任腦細胞間的資訊傳遞工作，而且是形成細胞膜等生物體內黏膜的主成分，也是腦部、神經及細胞間的情報傳導物質，負責各機能的調節，並與肝臟的代謝活動密切相關。

　　「磷脂醯絲胺酸」與「磷脂醯膽鹼」，在人體內可轉化成乙醯膽鹼，補充神經傳導物的不足，這些補充物質在一些小規模的研究中，似乎是有些肯定的曙光，但是在一些大規模的醫學證據上卻是缺乏的，對失智症的治療更可能是杯水車薪。

輕度失智病人的溝通

　　可以用些許的改變來增加溝通，阿茲海默氏失智症的病人會逐漸地喪失表達的能力，包括遣詞用字上的困難，他們想用一些字眼來表達，但通常無法找到合適的詞語，或有時無法理解別人的談話，所以有時講話的內容會越來越少，因而會依賴非語言的溝通。

　　肢體語言，對初期、輕度的阿茲海默氏失智症病人，是能感受到的。因此和他們溝通時，特別要注意病人的尊嚴，不要視若無睹般的談話而冷落或輕蔑病人，他們會從語言音調上去領會他人的談話內容。

　　和病人溝通時要小心的選用他能了解的字詞；在病人面前，需以他視力可以看到的範圍來互相溝通，甚至要呼喚他的名字，提醒你和他的關係，這會幫忙病人認識你，吸引他的注意力。

　　這些看似小細節的溝通技巧，在照顧失智病人時，不妨也可以試試：

提供答案而不是發問問題

　　例如告訴病人：「廁所在右邊。」或是「開關在左邊。」等直接的指示，而避免說：「你知道廁所在哪裡嗎？」或「你知道燈的開關在哪？」等疑問句形式。

避免會讓病人混淆的方式對話

　　例如告訴病人：「你的飯菜已準備在桌上了，可以坐下來吃飯了。」而不是只說：「坐下。」等不清不楚的表達，要避免模糊的字眼，例如：「這個杯子是你在用的。」而不是「這是你的」；要清楚明確的表達出你的意思。

嘗試用「正向」的表達取代「否定」

譬如說：「我們要到前面去。」而不要說：「不准到後面去。」說：「我們可以快一點。」而不要說：「你都不快一點。」等否定性的詞語。

指示或指引東西時，盡量實際化

告訴病人：「這是你的茶杯。」盡可能用你的身體真正碰觸到茶杯指出給病人看，而不要用「遙指」的手勢。

避免使用疑問或有壓力的語氣

這樣的口吻，使得病人感到他自己似乎一定非要知道不可，比方說：「這個週末我們可以去外面某餐廳用餐。」而不要講說：「你不是一直要到某餐廳去吃飯嗎？」

計畫有意義的日常活動

當疾病進程惡化時，訓練病人有獨立的日常生活

能力變得很重要，特別要注意的是，目前——

　　是要讓病人能夠自己獨立的完成日常生活的瑣事，而不是要訓練他做好這些事情，要訓練到多完美的地步。例如請病人能夠獨立的準備午餐或晚餐，能夠打掃清潔……最重要是訓練病人讓他知道這些事，是他日常生活所需要的、而且是要能夠獨立做到的。

找一個照顧者和病人的共同興趣

　　兩人都喜歡、可以共同完成的，那麼對病人和照顧者都會有好處，譬如健走，若兩人都喜歡時，每次都可以一起走段路，一起完成運動。

把較複雜的活動，拆解成一步步的方式完成

　　比方病人很喜歡園藝的工作，但要完成所有的事

情可能有困難，可以分項分次去完成，先除草、除草
做好了、購買種子、而施肥等事可以一項一項的做好
之後才加以總合，而不要一次就想做好全部的事，反
而無所獲、沒有成就感。

病人得有適當的營養

　　適當的營養可以使病人身體健康，但是失智症的
病人可能會被過多的食物選擇而眼花撩亂，忘記吃過
什麼？另外相反地是有一群病人，會對食物沒有興趣、
食慾不好，甚至忘記了如何吃東西？如何使用餐具？
這也都是我們要克服的一些細項：

用餐時，盡量在安靜和緩的環境

　　不要一面吃、一面看電視、聽音樂等，一心好幾
用，會使病人分心。

餐具或餐桌上擺設力求簡單、置放常使用物品

　　不要有太多的陳設使病人混淆，可以的話，食物
和碗盤的顏色可以用對比方式，讓食物更明顯，也更

吸引病人用餐。

當病人使用餐具有困難時
盡量可以讓病人直接手拿食物

例如可手拿的飯糰、三明治等，避免太多的餐具和無謂的擺設使用。

一次用餐只提供一至兩樣食物

避免混淆食物，且使用簡單的指示用語，來告訴病人如何使用，例如：「拿湯匙，吃一口飯，放入嘴巴中。」等簡單的提醒用語，讓病人遵守。

當病人有飲食障礙的考慮

這些雖是小細節，還有賴照顧者的悉心觀察：

病人是否有身體上的問題

譬如假牙是否有問題？牙齒的咬合是否有問題？牙齦口腔是否有問題？這些都會使病人無法咀嚼。

是否有服用藥物而使食慾下降

病人目前是否有服用藥物而使食慾下降，特別是失智症的藥物有時會造成食慾不振。

吃飯習慣和時間是否被改變

這會造成病人不想吃飯。

對食物的偏好

病人在他們的心中會有特別喜歡和不喜歡的食物，準備食物時可要注意到。阿茲海默症的病人大多傾好甜食和偏軟的食物，在準備時除兼顧飲食的均衡外，還要注意纖維素的攝取，可多使用香蕉或蘋果等水果。

幫忙病人上廁所

失智症病人有時會有大小便失禁的情況，會發生的原因有些是由於大腦的改變，而無法認知外界環境的表現，會使判斷行為出現問題。例如不知道「廁所」是做什麼用的，因而找不到大小便的地方，或是腦部

的退化對排泄控制有問題，而會來不及；甚至有些是病人本身的泌尿道感染或是用藥問題所引起，因而有大小便無法如常人般的可控制。有幾個方法可以幫忙解決這類問題：

移除到廁所路上的障礙物

使這個路線盡可能簡單和好接近。

確認病人的衣服是否容易穿脫

且不要過長和不易解開，可以避免意外事件的發生。

在廁所門外使用簡單標示或圖示

使病人自己容易認知。

夜間廁所亮燈

門和燈最好打開使病人如廁方便。

浴室地板或廁所前鋪設有顏色的地毯

可以幫忙病人認知位置和防止跌倒。

適時的詢問病人是否要上廁所

可以減少病人如廁的意外問題發生。

在失智早期後段、或中期的觀察

若病人有煩躁不安或焦慮時，代表他們可能要如廁，但可能無法自己處理。

發現病人個體化的需求

例如病人在過去的幾天中，每兩小時要上廁所一次，因此盡可能每兩小時就提醒他要上廁所，在必要時可以在床上或地毯上，鋪上護墊以方便你清理。但要注意的是病人在這情況下，內心其實是困擾的，不是故意要這樣的，若能用心體會他，他也更會接受你。

沐浴協助

沐浴對於失智症病人照顧，是常見的困擾之一，特別是在疾病的中後期之後，更需要提醒病人去沐浴，一旦提醒無效時，可能要考慮評估病人是否因為以下

因素而不想洗澡：

- 找不到浴室。
- 忘記洗澡的步驟。
- 認為自己的外觀還很乾淨。
- 無法平衡而會跌倒。
- 肢體是否無力或是張力失調。

　　幫忙病人自己沐浴和如廁，可以維護病人的尊嚴，可以用一些簡單、非命令的語氣幫忙他，例如可以將病人要穿的衣服，一件一件依順序的擺放在床邊，請病人照順序一樣一樣地穿上。

如何帶病人到醫院

　　病人在中後期時，通常或有時會排斥上醫院，因為他們對環境陌生和不熟悉，通常病人不太喜歡去改

變就診的狀況，比如醫師的診間和環境等。

　　例如我曾有一位中度失智症的病人，來醫院只想看我的門診，當他被安排到心理師那裡做心理測驗時，就不肯進去心理師的檢查室；甚至到其他科時，不願進去診間，也不願和其他醫師交談。

　　遇到這樣的病人──

　　我會事先告訴病人：「我有幫你安排去看心理師。」或是：「我有幫忙安排你到某某醫師那裡，去做一個檢查。」

　　若是病人要到這些地方去時有所抗拒，家屬可以提醒他：「這是楊醫師安排的，他有先跟你說過。」病人就會較穩定的配合。

　　當病人要回醫院治療和回診時，醫護人員和家屬的配合十分重要，醫護人員要照顧的病人很多，若和醫護人員的意見有不同時，要以醫護人員的為主，不

要在病人面前質疑：「真的有失智症嗎？」這類字眼，
會使病人混淆，且降低病識感。

第五章

怎麼判斷病人的記憶好不好

偽失智症

　　2015 年 11 月，我應邀到韓國做學術研究大會演講，也到首爾佛光山對一般民眾談失智症。我在醫學會後和韓國的研究夥伴，一位首爾大學醫師，請教先前很紅的一首韓國歌〈江南 style〉，好奇這首歌所帶來的意義是什麼？他告訴我這首歌有點反諷的意思，描繪時下年輕人一味地追求潮流，行為、穿著光怪奇異，忘掉了整個傳統的本性和價值。其實這情況在韓國、紐約、芝加哥、東京，甚至台北，都是幾乎普遍常見的。

　　我們有時忘掉了最單純的內心，其實就是最好的外在表現；發於心、形於外，生活不用太多無謂要求和負擔，也許會輕鬆平安好過一些。對待病人也是如此，為了照顧和安撫病人，有些醫師會幫病人排了很

多活動，讓他疲於奔命，其實病人的內心想要的是什麼？我們是否替他易地而處的想過？

　　夫妻本是同林鳥，大難來時各紛飛這種生離死別雖然臨床上常見，卻依然常讓我不勝唏噓。常想起蘇軾的〈江城子〉：「十年生死兩茫茫，不思量，自難忘。千里孤墳，無處話淒涼。縱使相逢應不識，塵滿面，鬢如霜。夜來幽夢忽還鄉，小軒窗，正梳妝。相顧無言，唯有淚千行。料得年年斷腸處，明月夜，短松岡。」

因憂鬱而導致的記憶不好

　　在我的門診裡，時常接到其他醫師轉介過來的病人，昨天下午門診有位轉介病人被懷疑是失智症，病人是位六十幾歲媽媽，由女兒們帶來。看門診時，女兒告訴我：「媽媽這 5 個月來，記憶很明顯變差，幾乎每天關在房子裡不想出去。因為記憶不好，對外界沒興趣，今天講的事明天就忘了、甚至過一會就忘記了；第二天再問她昨天的事，她也講不出來，每天該吃的藥，也沒有固定在吃。」

　　仔細查問了一下病人，除了記憶不好之外，她能

自己更衣、沐浴、飲食上還好，對人的認知交談等，
在她和我的對話裡，顯示出大致上是正常的；這樣的
情況在門診時常會遇到。

　　再仔細一問，得知她的先生在兩年前過世，因她
少有朋友，沒有其他外在的支持力量幫她度過這一關，
以至於心情總是非常的低落。雖然她表面上總是說：
「人生就是這樣，生生死死，我想得很開。」其實當我
仔細與她談話過後，發現她對先生過世這件事，是想
不開的。這其實就是一般常見的憂鬱症病人，由於憂
鬱而導致記憶不好，在臨床上不是那麼的少見。這就
是所謂的「偽失智症」；是要去做鑑別診斷的。

　　年輕時候的夫妻感情很好，年紀大了，如果有一
方先走，另一半通常很難跳脫出來。我遇到的病人中，
有絕大比例是先生先死亡，剩下太太揮不開失去老伴
的陰影，長年累月睹物思人。即便在門診提及，也會
強忍淚水不願讓旁人發現。這種長期感情的相依相伴，
生離死別成了一個莫大的考驗。

憂鬱症就是失智的一個危險因子

　　也許有人會問，憂鬱症是不是失智症的危險因子？我可以說：「是！」憂鬱症確實是失智症的危險因子。

　　但並不是每個憂鬱症的病人都會變成失智症，是不是有什麼樣的生物標記，可以告訴我們說這個憂鬱症病人他可能會變成失智症？先前的一個研究可以告訴我們，當憂鬱症的病人，血管中的乙型類澱粉蛋白質四十二跟四十的比值發生改變時，就是可能要發生失智症的時候。

憂鬱症需要符合的條件

一、在任何兩個星期內要同時有下列不同以往的生活表現，至少 5 項，且包括 (a) 或 (b)：

（a）情緒沮喪。

（b）對本來有興趣的事物，失去興趣或得不到樂趣。

（c）有明顯的體重增加或減少。

（d）失眠或嗜睡。

（e）肢體上的變好動或變緩慢。

（f）覺得疲憊或沒有精神。

（g）覺得自己沒有價值。

（h）失去了思考或專注的能力；遲疑不決。

（i）多次想起死亡，甚至於計畫自殺或付諸實行。

二、症狀不符合其他混合性的心理失常，例如符合躁鬱症。

三、症狀需要已足夠造成日常生活的機能失常或痛苦。

四、症狀不是因為受到毒品或藥物副作用的影響。

五、症狀不能夠用個人的不幸遭遇而引起暫時性悲傷所能解釋。

失智症病人也會憂鬱

一位王老先生，原本長期在我的門診看血壓及記憶障礙的問題，但是中間有一段時間沒有回來追蹤就診；有一天女兒帶他來看診，女兒告訴我：「爸爸最近退化很快，很多事情都無法處理，身心科醫師為了控制他的情緒，開了很多藥物，但還是沒有改善，一般

內科的醫師建議爸爸回來您這裡就診。」

　　我依稀還記得這位病人，我問王老先生：「怎麼變這樣子？」

　　他低著頭說：「老婆剛過世半年，想起與老婆生活的點點滴滴，真的很傷心，很思念老婆，這段時間日子真的好難熬。」

　　這時候，如果一般醫師只把王老先生的症狀，當作是憂鬱症而不處理失智症時，在治療上效果可能有其限度。情緒方面可能穩定了，但是記憶、思考、判斷力，依然會是有障礙，在臨床上並沒有很大的改善。一旦醫師再增加藥物時，效果不見得變好，但副作用可能會變大。其實在治療失智症時，病人的憂鬱情況是可以同步被改善的。

　　我從接王老先生這位病人開始到現在，清楚知道在老婆過世之前，王老先生就已經是記憶不好了，因為老婆的過世使得他的日常生活能力變得更不好，情緒穩定之後，職場上與日常生活的功能反應越來越差，原本在太太過世前已經達到失智症的程度，目前的王老先生，已是失智症合併憂鬱症。

失智症也會產生憂鬱現象，而並不是單純的憂鬱症而已，這種鑑別診斷非常的困難，但在臨床上卻時常會碰到，也考驗著醫師的診斷能力，因為當診斷不對時，治療方向就不同，療效當然也會有所差別。

正常的退化過程，是全面的遺忘

　　劉女士是在我門診治療的失智症病人，目前已經到中度失智症。早上的門診她女兒到診間來跟我講：「媽媽到晚上都要一直追問妳爸到哪去了？怎麼都還沒有回來？」

　　這女兒非常傷心，因為父親早在幾年前就已經去世，但媽媽忘記丈夫已經去世，每到晚上就反覆一直問：「為什麼妳爸都沒有回家？」但是隔天早上，心情平穩便不再追問，很快樂的自己看電視，家人會帶她去外面走一走；她也完全忘了自己昨晚的反覆追問。

劉女士神智較平穩時，女兒會找機會告訴她：「爸爸早已經去世多年了。」劉女士也會平靜地說：「人老了，都會這樣。」

中度失智的病人很容易忘記事情，記憶是片段的，昨天晚上的記憶早上忘記了、昨天晚上發生的事情早上忘記了、昨天晚上是悲傷的今天早上卻是快樂的。因此她女兒問我：「這樣怎麼辦？」我在想，有時候從另外一個角度來想，忘記也許是好事情，忘記可以讓人忘記不需要、不想要，和不好的感覺。

劉女士和先生鰜鰈情深數十年，是一種長期記憶，要完全忘記，除非是到嚴重失智的程度，一般輕中度是較不可能的。從女兒的照顧者觀點來看，看到母親反覆的找逝去的父親，我相信這一幕會使做兒女的很辛苦、很心酸。雖然有時告訴媽媽：「爸爸已經不在了。」她會哭泣掉淚，但是又馬上忘記這件事，待會又會問一次、再聽一次，又再傷心一次，好在白天總有其他人來看望她，讓劉女士忘記過去失去伴侶的心酸。

往往，在一般正常的退化過程裡，卻不是這樣「選擇性的遺忘」。退化的過程，是沒有辦法讓我們決定的；在退化的過程裡，遺忘這件事是全面性的，而且在退化的過程裡，越新學到的東西，忘得越快。

　　這世上的好壞，也許並沒有絕對，就某種程度來講，記得以往的悲傷，讓生活更灰暗，但實際上的遺忘，也許是一種喘息的附加價值。

你怎麼知道我記憶不好

　　我在醫學院裡教書和擔任神經內科主治醫師，已經有十幾年了，每次在帶領醫學生、實習醫師、住院醫師、年輕的主治醫師做臨床教學和研究時，都會面臨到學術上的理論跟臨床上病灶如何應用和結合，特別是病人抱怨記憶不好時。

為什麼要一直重複問

　　我總是會問學生一個問題：「你怎麼知道病人的記憶不好？」

　　很多學生或年輕的醫師都會這樣回答：「先給病人記三樣東西，比如說是紅色、快樂、腳踏車，然後幾分鐘過後再問病人，看他能不能夠記得起來；由此來判斷他的記憶力的狀況是否有問題。」

「為什麼要這樣問呢？」

「因為這是學長姐們寫下的筆記。」

「你們為什麼不問別的？譬如黑色、老實、火車；為什麼一定要問紅色、快樂、腳踏車？如果幾分鐘之後病人答對的是一樣、或是兩樣、也許是三樣時，這樣對病人而言，他記憶有什麼差別？是正常？或是異常？」

年輕的醫師和醫學生，在被我這般反問後，通常都愣住了，沒法回答我正確答案。

我舉了個例子跟學生講：

神經科病房裡面剛好住著一位我的病人，因為記憶不好被懷疑是失智症，所以由其他科的門診醫師轉介給我。住院檢查、觀察、治療，病人在我去查房的時候跟我抱怨：「這醫院裡的人，一直問我同一個問題，甚至重複到四、五次。」

「大家都問了你些什麼？」

「從見習醫師、實習醫師、住院醫師，甚至是專科護理師，都叫我記三樣東西：紅色、快樂、腳踏車。他們為什麼要把我當傻瓜，一直重複問？」結果最後

病人都不想回答，連理都懶得理。

　　我把這個事情告訴了學生：「如果你是最後一個醫師，病人這三項事物都拒絕回答了，你會怎麼判斷他的病情？」

　　不是只用測驗方式，必須很正確的從家屬那邊得到相關訊息，否則像這種情形，病人被重複問同一個問題，問的次數較多時，也許他個性好一點，想學東西，他就記起來了回答你。若到最後，覺得醫護人員這麼做是愚蠢和捉弄人，問題都懶得回答，那病人的狀況怎麼診斷？

　　同一個病人，第一次回答問題的結果，和最後被問到煩的結果，會因病人的情緒而改變時，究竟哪一個才是正確的判斷？這種問題時常發生在台灣的醫院裡面。

　　所以我還是一直告訴這些年輕的醫師和醫學生：

「病患記憶力不好不是只用記憶測驗，還必須要有一連串的專業判斷，加上可以提供相當明確資訊的親屬或照顧者，以及病人願意配合，才有辦法找到答案。不然我擔心的是在這樣的教育模式及學習體制下，醫師如何正確的診斷病人？恐怕是未來要解決的問題。」

要自己想得開，跳出心中的枷鎖

下午，有一位 50 多歲的陳女士被帶到門診來看病，她的女兒直接問：「我媽媽是不是得了失智症？」

但這位 50 多歲的陳女士，卻主動表白：「我沒有失智症，記憶不好是因為我很累，這二十幾年來，每天我幾乎都是以淚洗面。」

初步看了一下，病人沒有典型的失智症臨床症狀，衣服的穿著，言語的對談，其實都與正常人沒有什麼差別。我常告訴學生：「有時候，醫師對病人看久了之後，從病人走路進來到你面前坐下，其實一般神經學的檢查，你已經做完了。跟病人對談幾句之後，大概可以知道他的思考邏輯，記憶狀況好不好。」

　　陳女士哽咽了好一會：「心情很難過，因為每天都被兒子罵，兒子是天生的發展遲緩，所以孩子把一切的罪、一切的難過、一切的不順利，都歸因於我為什麼把他生成這個樣子？」所以這個母親非常的自責。

　　為什麼把孩子生成這樣子？一般親友來看望她時，也勸她：「不要難過，反正事情都發生了，沒有關係啦！」可是陳女士沒有辦法從自責的泥淖裡脫身出來。

　　整個看診過程，她答話的同時一直在掉眼淚，我於心不忍的告訴她：「這真的不是妳的錯；是孩子的錯，孩子今天生成這樣，妳又不是故意的。重點是這個孩子都長大了，不懂得自我反省，把一切怪罪於媽媽，是很不對的事情。」

　　有句話常在講：「若問過去事，當下受者是；若問未來事，當下做者是。」今天會有這樣子的事情發生，過去的生生世世，一定有它的因緣存在，一個人沒有辦法認清楚自己目前的處境，一味地怪罪別人，是又為日後種下一些惡因的。

　　我告訴這位母親：「這個孩子自己犯了很大的錯，不自己站起來面對現實，不自立自強；是他的問題。

妳都已經盡心盡力養育他長大了，不用這麼自責，讓
自己變得這麼難過，變得記憶不好，變得被誤以為是
得到失智症帶到醫院來治療。」

　　陳女士恍然大悟，感動的告訴我：「這幾十年來，
從沒有人跟我這麼講過，沒有人跟我講是兒子的錯，
只是一直安慰我不要難過而已。」

　　一個禮拜之後，陳女士回診，她告訴我：「過去的
這一個禮拜，一直在思考楊醫師的話，越想越覺得有
道理，因此心情變得比較好，比較能夠想得開。」

　　我斬釘截鐵的告訴她：「妳不是失智症，要自己想
得開，跳出自己心中的枷鎖，以後妳不用再來門診了。」

　　陳女士頗有所感的點著頭：「這幾十年糾纏的心
事，要不是因為醫師的幾句話，讓我得到解脫，不然
一直走不出來，牛角尖就一直鑽下去，人生都慘了。」

　　有時候醫師在門診中，不是一味的只管對病人開
藥物做治療，失智症的原因很多，我一直在想，關鍵
性、重要的話，只要一句就好，一句話也許就能夠治
療心理層次的疾病。

第六章

失智症的神經精神行為表徵

當熟悉的生活環境改變了

　　最近掀起一股懷舊風，很多地方的老街都有其特色，廣為大家接受和歡迎，對一些老年或是已經有些年紀的人，都會回憶起過去的一些時光，特別會有溫暖的感覺湧上心頭；換句話說，藉由過去經驗的回憶而溫暖現今，使心情得到平順就是一種懷舊治療。但相對的，有時也會留下一縷惆悵，因為已是往日情懷！

　　近年來懷舊治療被廣泛地應用在很多的團體，且不侷限於失智症。在老年人的活動中，可以給老年人當年兒時的玩具，或兒時生活環境的重現等，都是一種懷舊治療；甚至在老人的社交場合裡，談論「當年勇」，也是另一種懷舊治療的呈現。

　　住在老人公寓一位七十多歲的李老先生，一直是

我的失智症病人，數年的門診追蹤，知道唱京劇是他最大的興趣，有時我到老人公寓訪視時，會聽到他和三兩好友敲鑼打鼓興致勃勃唱著戲，我對京劇沒有什麼研究，李老伯說他唱的是小生。在幾年的追蹤過程裡，李老伯沒有很大的退步，維持著一般不錯的日常功能和認知能力，也許和他勤於唱戲總會用到腦有關吧。

最近李老伯來回診，是坐著輪椅進來，臉色憔悴，記憶力逐漸的下降，推他進來的照顧者告訴我，因為先前的老人公寓已經換人經營，品質改變，老伯由於是榮民的身分，現在已被安排到其他機構，目前記憶力和疾病，一直在往下降。

「伯伯，你還唱戲嗎？最近唱的，是哪齣戲的小生啊？」

「不唱了，沒伴了。」簡單的回答中，眼神盡是落寞充滿無奈。

對失智症的病人來說，一旦生活環境改變時，新環境帶來的衝擊，對一個已經退化的大腦，其實不是一件很好的事情，特別是與人的互動。

　　原來唱戲的興趣不見了，殊不知此種習慣和社交行為，是維繫李老伯腦部不惡化的重要因素。

　　現代化的社會裡，時常看到一位失智症的病人，在幾個子女家中輪流住和照顧的情形，每位子女住三個月，或許從子女的角度來看是平均分攤、是所謂的公平，但是對一位已經是退化的老人而言，有時候是一種折磨和考驗。醫師能解決的，是依疾病的病程和病人的狀況，提供和協助照顧者能夠有一個解決之道，但非醫療的問題，是醫師束手無策的，每個人都有他的理由和苦衷，但如何提供一位失智者較好的照顧，實際上是在考驗我們所有人的智慧。

　　我真的不希望這樣的比喻，會發生在任何人身上：

父母在子女年紀小時是籃球；大家搶來搶去，年邁時，子女把父母當作躲避球，躲來躲去；甚至當作足球，大家踢來踢去！中重度的失智症病人會有精神症狀，精神問題並不一定是精神分裂。精神分裂症的病人會有幻聽、幻想或幻視的疾病，這是疾病所產生的既定事實，因此當有退化或其他問題出現時，十分容易被家人甚至是醫療人員將之合理化，視精神分裂症為本身原本疾病之一，而不是真正的有問題。

　　星期一的下午，有一位四十多歲、已被診斷精神分裂症多年的林小姐，被姐姐用輪椅推進來門診。姐姐無奈的說：「我妹這一個月幻覺變更嚴重，合併有怪異的行為，不僅會隨地大小便，甚至在夜間會扯掉自己身上的衣物、咆哮、躁動，看了其他科醫師，醫師認為是精神分裂症，因此轉至精神科醫師處理，但沒效，一樣無法控制，再被轉到神經科門診，以神經科醫師的眼光看事必有因。」

　　一位病人會突然發生怪異行為，無法自我控制且言語錯亂，當然要追病因所在。做過電腦斷層及核磁共振等詳細檢查，我們發現病人左側額頂葉有大片中

空的病灶，很有可能是病人曾經腦中風過的病灶，而
此處的大腦管理的是人的記憶、情緒及空間辨識感等
自我調控功能。

這種突然間的意識混亂或障礙的病人，並不少見，
縱使原本已經就是異常的精神分裂症的病人，任何一
個突發和過去不一樣的行為就必須去追究，特別是今
日的醫療環境的發達，不要讓一個有異常的問題，在
自以為是的合理化之後而被淹沒了，那會有慘痛的代
價。

出現失序的騷擾行為

當病人對他人做出一些不雅的舉動，或是騷擾的
行為時，這時候照顧者可用「分散注意力」的方式來
處理。比如說帶到不同的地方散步，給他一些別的活
動，使他的行為避免一直聚焦在性事上面。

當情況再嚴重時，譬如、病人可能會在其他人的
面前寬衣解帶，這時候必須要想到病人的事出有因，
通常是由於疼痛或泌尿系統的感染所造成的不舒服引
起。

　　一般而言，病人的衣服盡量以寬鬆、容易穿脫穿戴為主，若能在別人幫忙下想穿正式的衣服時，可以嘗試著用洋蔥似的穿衣方法，將衣服一件一件簡單的往外加，使他們夠穿脫容易，但必須配合天氣狀況穿著。

日落症候群

　　失智症的病人，容易混淆、焦慮、亢奮，甚至漫無目的的遊走，這種行為特別在晚上黃昏的時候最容易發生，這症狀叫做日落症候群。

　　日落症候群的起因，大概是由於大腦對於周遭環境的截取功能和認知已經下降，大腦對於整合性的功能喪失，因此當光線明亮度下降，進入大腦的訊息變少，整合功能又衰退時，所表現出來的行為也會跟原本不同，這樣就很容易產生日落症候群。

調整日落症候群的方法

我們時常跟家屬講，日落症候群一個解決的方法就是把燈光打開，但是相對的，當燈光打開，環境變得太明亮時會影響到病人的睡眠，反而造成睡眠週期的混亂。所以日落症候群對於家屬的照顧，常會感到最痛苦也最難調適。因此調整日落症候群的方法，可以這麼做：

嘗試著降低聲音及活動的程度

忙碌了一天，晚上下班回家在家裡走動，會增加或激起病人的活動能力，聊天交談或是看電視、聽音樂等可能會製造不少的噪音，這樣通常會引發病人身心感到更焦躁不安，因此在家時請特別的保持寧靜。

把一些活動盡可能地安排在早上

不要下午過後進行，白天適度活動能消耗病人過多體力，幫助夜晚睡眠。

想辦法找出會引發日落症候群的原因

如果可以找到的話，嘗試著把這原因釐清和移除。

晚餐盡量簡單

在家裡面用晚餐時，如果病人有發生日落症候群，晚餐內容及攝取方式盡量簡單，不要太過複雜，如果要吃大餐盡可能選擇在中午的時段。

家中的燈光務必保持明亮

當發生日落症候群的時候，不要刻意去約束及捆綁病人，這樣會使刺激壓力加大，造成病人更大的躁動、思緒混亂及不安。

陪著病人一起到外面走走

萬一在下午或晚上，病人發生漫無目的的走動，甚至想往外走的時候，如果當時在天氣及環境允許下，建議可以陪著病人一起到外面走走，輕鬆交談陪伴，這樣子這些迷走的症狀或許會得到緩解。

藥物的使用

　　如果病人經由以上的調理之後，仍有嚴重的日落症候群的現象時，可以和醫師討論對於藥物的使用。

反覆言行出現後的溝通方式

　　隨著失智症嚴重度的進行，溝通的方式會因為病人的理解能力下降而需要做改變，病人也許會因為對周遭事物的反應和常人不同，而有反覆的問問題，同一件事反覆的行為出現，如何面對這樣的言行呢？

提醒自己不要對病人說：「你已經問過很多次了！」

　　因為如此會更加重病人的不安。

使用柔軟的肢體語言

　　特別是當病人用言語無法溝通良好時，溫柔的肢體語言能無聲勝有聲。

注意對答的語氣

對病人不斷反覆問個不停時，使用較和緩和溫柔的語氣回答。

用筆寫，也是一種溝通

對於目前仍然可以識字、理解文字意義的病人，可試著用書寫來溝通。

善用圖像溝通

當病人讀寫的功能也喪失，可以使用圖像表達，例如用馬桶的圖像或照片給病人看，而不是只單純的說：「要大小便，去浴室馬桶上。」圖像，真的可以幫助病人做更清楚的認知。

不要太早跟病人討論未發生的事

除非馬上面臨到的事情或計畫，不然尚未發生或還有一段時間才會發生的事情不要過早與病人討論。

出現反覆言行時，要請醫師先診斷原因

當病人出現反覆問問題或行為時，要請醫師診視

先排除是否為其他非疾病病程所導致的因素，例如藥物所引起等，排除後也許可以使用另一件病人喜歡的事，來吸引或轉移注意力。

移除誘發病人反覆言行的事或物

移除一些會誘發病人反覆問問題的事物或事情，例如當病人看到月曆時會問什麼時候要出門等，若一直問時，可能是因為日曆而提醒病人這件事情，因此把日曆移除會好一點。

忽略病人的質疑

若是不是很嚴重的問題，可以忽略病人的質疑，不要和病人太計較。

請給照顧者「自由呼吸」的時間

反覆的問問題、反覆的行為，會使照顧者十分無奈、厭煩，因此當照顧者本身也很不勝其煩時，也需要有一小段的「自由呼吸」的時間，讓自己平靜下來。

當照顧者壓力很大時，請到大自然走走，看看外

面的藍天白雲、日月星辰、聽聽鳥語、聞聞花香；告訴自己一切行為和付出，雖然病人無法體會，其他人若不是照顧的當事人，通常也不會感同身受，但是山河大地會幫我做見證，當這樣想時，心情會逐漸的開朗。

　　陳履安先生是我十分敬佩的一位老師，多年前他主持「覺醒的心」節目時，有一位為人媳婦打電話 call-in 去請教他：由於媳婦本身要照顧婆婆很辛苦又要工作，並且很多事情不被家人諒解，因而過得十分痛苦，內外煎熬讓她喘不過氣來，每天除了以淚洗面之外，甚至有了想不開、要輕生的念頭。

　　在節目中，陳履安博士對她講了一段話：「妳可以發一個願，希望全天下和我一樣苦的人，受這種苦到我就好了，這個苦由我來承擔，全天下不要再有像我這樣痛苦的人！」當我聽到陳博士這一段話時，悲從中來，雖然我們每個人無法像菩薩一樣「大悲」，但若能夠發願不為自己時，心中無限寬廣的感覺油然而生，自然而然無所求，反而可以解決更多的事！

睡眠障礙怎麼辦

　　失智症照顧者心中一定要有正確的觀念：

　　當病人產生睡眠障礙時，他不是故意的用睡眠來表現困擾。這個睡眠障礙可能只是一種傳遞他心中，或是他身體有問題的一種方式，睡眠障礙是病人的一種溝通方式，只不過這個方式是一種行為，而不是言語。

　　中度的失智症病人，通常會發生睡眠障礙，而且和日落症候群是有相關的。睡眠障礙的原因有很多，

最常見的原因是身體感到疼痛或是有感染情形，有不安定情緒或是藥物的使用有問題。要考慮的因素包括：

- 病人白天是否運動量不夠？
- 社交活動減少了？
- 是否攝取太多含咖啡因飲料或濃茶？
- 氣溫太冷或太熱？特別在亞熱帶也會造成影響。天氣很熱時病人較難入睡，有些老人家節儉成性不開空調，為了節省不多的金錢，額外增加了更多的藥物的使用，對病人來講是不太公平的。
- 睡眠的地方是否光線太強了睡不著？
- 白天睡眠時間是否已經過多？睡不著的時候不要一直躺在床上，在台灣有很多老年人喜歡躺床，會一直說：「我又沒睡，只是躺躺而已。」其實這樣對晚上的睡眠是不好的。
- 是否有找不到房間，空間辨識感出現問題？

睡眠障礙病人會出現的問題

當病人有睡眠障礙發生時，通常會出現：

早上起不來

甚至睡醒後，人感覺還是疲憊、不是很清醒，若有此狀況要特別注意，是否是睡前使用的藥物所造成？市面上抗憂鬱症的藥物有一半以上是睡前使用，可能會造成隔天的精神不濟，如有這類情況發生，必須告知醫師，討論病人用藥狀況。

睡眠環境有問題

幫忙留意病人睡眠環境是否能夠舒適，例如床墊、枕頭、衣著等；不要使用太多的睡眠輔助器具；在床邊擺設很多雜物，會讓睡眠不安穩。病人有可能會翻落跌下床，所以床的高度盡可能不要太高，甚至必要的時候，床的旁邊要有圍欄保護的設施。

改善睡眠建議

要有固定的上床時間和運動的時間，並盡量不要在白天打瞌睡。

避免在黃昏時打瞌睡或小睡

這樣會干擾睡眠週期，如果可以的話，在睡前可以喝一杯溫水或熱牛奶使胃有飽足感、安定神經，也可以幫助睡眠。

不要改變病人長久以來的睡眠習慣

有些病人喜歡在沙發上睡覺，或是習慣是在一個有手臂的椅子上睡覺，而不喜歡在床上睡，如果他已經習慣和喜歡這樣的睡眠方式時，盡可能的不要改變他長久以來的睡眠習慣。先經由此方式，讓他的生活得到滿足，精神狀態能得到改善，然後再循序漸進的慢慢改變。另外一個原因是他已經是中度失智症，你想改變他實在是一件很辛苦的事情。

病人習慣夜間起床的應變

如果病人已經習慣於夜間起床，用盡很多方法都無法使他正常的在夜間睡覺時，其實我們可以換一個方法，對一個中度失智症的病人，也許我們可以找人

輪流幫忙，檢視和監督病人在夜間的安全。若只一味
要求照顧者在夜間不睡覺來陪伴病人，長期下來照顧
者本身就會出現問題。

　　在面對中度或甚至嚴重的失智症病人，應該嘗試
著調整照護者去配合病人的作息，但照護者本身是否
能夠承擔這樣的改變？如果照護者本身精力都已經被
消耗殆盡時，也會很容易出現問題，甚至使得病人必
須進入安養機構或者是到護理之家。

第七章

照顧失智病人技巧

避免走失

　　病人在失智症中或後期時，通常會出現迷走或是遊走的情形，病人沒有目標的到處亂走，或是老在原地情緒不安、躁動、無法安靜下來都是遊走的現象。

降低遊走的危險性

　　發生遊走現象的原因，有可能是生理性的或藥物引起的，或是對周遭的環境不熟悉所引起。病人也許是生理身體上的問題因而感到不舒服，比如說缺水或是身體的疼痛時。此外當病人到新環境的時候不安，或對周遭不夠熟悉，也比較容易產生遊走的現象。

盡量鼓勵病人運動

　　可降低他的焦慮亢奮和靜不下來的感覺。

滿足病人安全感

在同一個環境裡面，盡可能的滿足病人所有需要的生理需求，給予安全感，例如在同一個區域內上廁所、用餐、喝水等基本需要，避免病人四處尋找而感到不安。

大門的偽裝

為了防止病人有走失，或是不小心開門走出去，有時候可以在門把上懸吊一些衣服，讓病人以為這不是門，或是可以在門邊掛一個很暗黑的布或東西，讓病人以為那有可能是一個洞穴，掉下去之後無法爬出去，而使病人不敢接近門而獨自開門走出去；必要時可以在門上裝上警示器或警報器。

防止走失的措施

照顧者必須注意，當病人發生迷走現象時，並不是只用步行，有可能搭乘交通工具、騎乘機車、摩托車，甚至開車。

預先告知病人狀況

請周遭鄰居，或提供當地派出所、警察局病人資訊，協請幫忙，先告知病人的狀況。

大門外側的加裝

在不妨礙逃生或緊急狀況的情形下，加裝些可以從外面打開的開關，防止門從內部被推開。

重點是，要給病人信心，告訴他不會被拋棄、出門要找人陪，才不會走失、不會產生空間迷亂。

如何幫獨居失智老人

能夠有家屬住在一起的失智病人是幸福的，但是不可諱言，有些病人獨居，或是有其他原因讓他自己

必須一個人住，這時候相關的問題便會浮現出來，該怎麼面對呢？

居住環境裡，能有負責的管理或監護人員

譬如社區管理員，鄰、里長、村長等，盡可能地告知社區住戶，這個病人是獨居的狀況，也許需要人幫其打掃環境、準備餐點、幫忙做一些接送的服務。

病人帳單繳納、消費的問題

需要有人來幫忙，但須防不肖人士介入欺騙。

告知銀行病人的帳戶，是否要有第三人來接管

當病人在提領錢時，要小心注意這個病人當時意識狀況是否能夠自主。

預先在病人會消費之處先為病人預付款項

如有固定吃飯的地方或超商，先為病人預付一筆錢，病人不用親自付款，或可用有限制額度的副卡，或是其他儲值卡片的方式，預付病人的一些消費。

根據病人需求安排到宅服務

例如送餐，或是清潔等其他到宅服務，如果情況允許，留副備份鑰匙給可以信賴的鄰居或其他主要協助病人的人員。如果可以的話，請家人朋友或是社區服務人員，固定的打電話或到宅訪視的方式，確認病人的安全。

中重度失智病患的環境安全

　　病人在失智中期或中後期通常判斷力會改變，空間辨識感能力的下降，與大腦的判斷力通常不會像以前一般靈敏，因此在居家環境上以維護病人安全性為主。但過度安全，反倒有時候會限制病人的自主性，當病人的自主性與安全性不能兩全時，切記一定要先以安全性為主。

家中擺設、器具是否危險

　　居家環境要評估，家裡面的擺設、器具是否會使病人產生危險？譬如當病人不會使用微波爐時，大多會去改用瓦斯爐，瓦斯爐點燃後，不知道怎麼正確關閉，都可能會造成居家危險。

　　家中如有地毯，要考慮地毯是否能夠固定在地面

上，是否有電線、延長線等隨便擱在走道上，致使病人容易絆倒；家裡的地板是不是太滑？衛浴的止滑、照明等配備夠不夠？這些都是病人在家中活動時，必須要多加注意的地方。

當有意外發生時

萬一家中發生意外時，失智症的病人該怎麼辦？例如火災、地震……以宵小入侵來說，如果有人侵入家中，他該怎麼自保？是否會打一一○報警？報警的電話是不是可以很簡單，用一個按鍵來執行？或是手機上的按鈕可以放大給予其視覺上的幫忙和方便？所謂的居家監視示警系統，是否能及時的幫上忙？

中度失智能否開車

目前很多科學和醫學研究共同指出，當病人已經到達中度失智階段，建議不要讓他開車！但是當做這個阻止舉動時，必須告訴病人，向他解釋「是為了他及用路人的安全」，以目前他的能力已經沒有辦法開車上路了，如果可以，告訴病人有其他安全的方法，可

以替代開車出門這件事，比方坐車或是有人會幫忙接
送他，使病人心中對無法開車的焦慮感下降。

跟病人溝通不要開車的方法

- 有人會幫忙開車。
- 降低病人對於親自開車的需求，例如幫忙領藥、
  買東西、送物資等。
- 盡量避免和病人爭執為什麼不能開車的原因。
- 如果可以的話，請第三公正者或專業機構來告訴
  病人不能開車，比如請醫師告訴病人。像我就會
  在門診當面告訴病人他目前不適合開車；盡量藉
  著專業人士來與病人溝通，避免家屬跟病人產生
  爭執。
- 當本身還能外出的病人一直吵著要開車時，可以
  嘗試著跟他講：「你過去已經開車開很久了，現
  在可以休息了，可以舒服的坐在後座看風景，有
  人陪你聊天多好！」但若是病人十分激進和躁
  動，千萬切記，不要和病人一起開車外出，那會
  增加危險。

● 當病人對開車的事很執著，無法解決時，可以考
　慮用一些最後的手段：

　▸由他人來保管車鑰匙。

　▸請修車廠的技師在車子裡面裝暗鎖，除非這個
　　暗鎖被啟動，否則車子不會被發動。

　▸另外打造一把相似的假鑰匙，但不會啟動車子。

　▸嘗試著把車子放在病人找不到的地方或停在遠
　　處。

　▸不得已的時候，把車子賣掉。

異常行為的處理

　　當病人出現攻擊性的行為和躁動時，最重要的是要先探討為什麼會發生這樣的行為？而不是一味地要壓抑他這樣的臨床表現。

最常見的是因「疼痛感」

　　可能是因為關節炎痠痛，或尿道感染而造成的不適，因此要替失智的病人想一想，是否哪裡產生疼痛感。當病人都已經沒有任何疼痛感的異常，或誘發疼痛感的事件，而仍是維持有此異常行為時，我建議要找醫師去檢查和釐清這樣的行為是否為疾病病程的一部分。

　　另外要考慮的是否因為外在環境的改變，例如外在環境的吵雜或照顧者換了別人，原來熟悉的人時地

物被改變都有可能會造成病人如此的行為表徵。

產生攻擊行為的原因

　　病人可以溝通的情況下，試著去找出會使他產生攻擊行為的原因，若是還找不出，而且此攻擊行為越來越加劇時，要盡快送醫檢查和控制，才可以避免進一步的遺憾。

　　當出現幻覺或妄想時，大部分的病人多在失智症的中後期，最重要的是要由醫師來評估和判斷，幻覺妄想的原因是否由病程而引起的？或是藥物的副作用等。

　　雖然照顧者或許大概可猜出引起問題的原因，但是還是要由醫師釐清比較安全。除了由醫師釐清病因之外，其餘可能會引起幻覺的環境因素，盡可能予以排除。

避免行為異常方法

打亮燈光

若環境中有陰影區域，常會引起幻覺，若有這樣狀況時，可以將燈光打亮，或移去不必要或 過多的擺飾，如有些病人會認為窗簾後面有躲人，此時可用百葉窗代替傳統布簾或不設窗簾。

解釋狀況

例如病人會因為外面車聲或火車通過的聲音而有幻覺，此時可以向他說明聲音的來源，使他不胡思亂想。

妄想出現時不要和病人爭執

要去探討和了解病人想表達的意思，常見的是病人會告訴你：「我媽還沒回來。」但事實上他的母親已經過世多年了。此時不要急著和病人爭辯，可以嘗試著說：「你應該很想媽媽吧？可以告訴我，你和媽媽之

間是否有什麼故事呢？」如此一來，可以化解一切可
能的爭辯，也讓病人能夠表達他所想做的事情。

病人表現或想傳遞的訊息有了誤會

當病人出現妄想或是幻覺時，是因為他大腦對外
界的環境所表現出或想傳遞的訊息有了「誤會」所導致，
照顧者先別生氣，先嘗試去了解病人想傳達的意思。
不要和病人爭執，讓他表達意見，並先承認與接受病
人的意見，接受他的意見後，可以用「簡單的回答」
來表達照顧者看法。

轉移注意力

必要時可以準備兩件相同的東西，通常有些病人
特別需要某種東西，例如一定要某種顏色的皮夾、一
定要某個式樣的餐具或寢具，才願意用餐或就寢；而
病人又時常找不到或時常在找這些東西時，照顧者可
以先準備兩套，當他要找時馬上拿給他，病人就不再
爭吵了。

幾年前，我的專科護理師轉寄了一封網路上廣為

流傳的「一位父親給孩子的信」，他寫道：

> 孩子，哪天你看到我日漸老去，身體也漸漸不行，請耐著性子試著了解我……如果我吃得髒兮兮、如果我不會穿衣服，有耐性一點，你記得我曾花多久時間，教你這些事嗎？
>
> 如果，當我一再重複述說同樣的事情，不要打斷我聽我說：你小時候，我必須一遍又一遍的讀著同樣的故事直到你靜靜睡著……當我不想洗澡時，不要羞辱我也不要責罵我，你記得小時候，我曾編出多少理由，只為了哄你洗澡………
>
> 當你看到我對新科技的無知，給我一點時間，不要掛著嘲弄的微笑看著我，我曾教了你多少事情，如何好好的吃，好好的穿；如何面對你的生命………
>
> 如果交談中我忽然失憶不知所云，給我一點時間回想………如果我還是無能為力，請不要緊張，對我而言重要的不是對話，而是能跟你在一起，和你的傾聽………

　　當我的腿不聽使喚，扶我一把，如同我曾扶著你踏出你人生的第一步……當哪天我告訴你不想再活下去了，請不要生氣，總有一天你會了解，試著了解我已是風燭殘年、來日可數。

　　有一天你會發現，即使我有許多過錯，我總是盡我所能要給你最好的。當我靠近你時不要覺得感傷、生氣或無奈，你要緊挨著我，如同我當初幫著你展開人生一樣的了解我、幫我、扶我一把，用愛跟耐心幫我走完人生；我將用微笑和我始終不變無邊無際的愛來回報你。

　　孩子，我愛你！

你的父親

　　我看完時，和很多人一樣，眼淚靜靜地落了下來。但是現實生活中，有多少人會被感動呢？門診時，總有久病之人的家屬抱怨：「醫生，你為什麼不能開長期處方箋給我們？為什麼要每一兩個禮拜都得來醫院看診，每次都浪費大半天等來等去，你不知道大家都很忙嗎？見你們醫療人員一次總是這麼耗時費力，你

們就不能也體諒一下，不是只有你們在忙，別人都閒閒沒事幹。」

　　這些抱怨常在門診發生，其他科醫師診間也會發生，有時候真的想請教這些家屬：「他就已經是失智症病人，過去到現在，從你小時候他陪著你長大，幾十年的時間，他都沒有抱怨過，而今天你帶他看次門診，只有幾個小時，你都排不出來嗎？這個世界上每個人都很忙，都有很多事情要去做，但是你想要做的事，會花時間去用心經營，不想要做的事，就會很快甩脫掉。再不耐煩，是否也請回頭想一想，你們曾經共享的溫馨過去？」

喘息服務

　　通常照顧者在陪伴失智症病人時，自己本身的壓力也很大，照顧者必須每天重複同樣的事，沒法跟外界溝通，所以他也需要休息，也許是幾個小時、甚至是幾天，這必須視情況而定。建議照顧者也可以加入一些相關團體，來共同分享照顧上的一些困難和突破。

喘息服務資源

　　喘息服務特別是對病人或是照顧者，有些特別好處，對照顧者而言，可以得到休息和放鬆，能有時間去做一些平常沒時間完成的事，例如購物、運動、整理自己的儀容等私事處理，可以讓心情得到平靜和舒緩，儲備能量去面對繼續的照顧工作。

　　對病人而言，喘息服務可以跟其他的病人互相交

談，或是跟其他的照顧者交談，能有不同的被照顧的
經驗。喘息服務時，病人會在一個安全而且有支持性
的環境中持續被照顧。重要的是，病患或許也可以在
這個新的環境裡，找到他喜歡做的事情及發現興趣。

現有的「喘息服務」，多經由合格優良的第三方機
構或是受過專業照護的照顧員，來提供短暫幾個小時、
半天或是一、兩、三天日常照顧的服務，一則讓病人
有不同的機會和經驗來面對不同的照顧者，從另外一
方面來講，讓照顧者也能有時間好好真正的休息。

目前各個國家、各個縣市，所能夠提供的服務資
源有很大的不同，能夠提供喘息服務和幫忙的，有付
費人員，義工或志工，親友或是家人，社群組織或機
構，日照中心或短期的病人中途之家。包括：

病人個人的幫忙

有義工或志工，可以幫忙病人更衣、沐浴、一般
清潔的照護。

家務整理

有些團體可以到病人家，幫忙準備餐點、打掃房間及做一些清潔工作。

照顧技巧教導

有接受過訓練的人員，可以到家幫忙教導照顧病人技巧，但這些實際上所發生的情形與費用，會因時間地點、國情不同而有不同，因此必須跟所在地的相關地方單位來聯繫和討論。

能夠提供喘息服務和幫忙的，有付費人員，義工或志工，親友或是家人，社群組織或機構，日照中心或短期的病人中途之家。

找群願意對長照系統熱心付出的人

2015 年 11 月，我受邀到菲律賓馬尼拉一個亞洲醫學研究會議演講後，另一個行程是到馬尼拉光明大學，做失智症與心意識演講。此次演講聽眾中有三、四百位光明大學的學生，馬尼拉光明大學的校長是一位護理師出身的教育人員，因此她更能理解我演講的內容。

演講完之後，我和光明大學的學生有些私下的交

談，這群學生很多來自於偏遠的菲律賓小島，他們是經過甄選和考試審查後，才可以到這裡唸書，佛光山也提供全額補助，讓他們能夠專心唸書，這樣才有機會能改變他們將來的一生。

我問其中一位學生：「想不想家人？」

「當然會想，但礙於現實，一年只能回去一次。」

他告訴我：「如果沒有來到光明大學就讀，也許還跟村裡面的年輕人一樣，只能在海島撿拾貝殼、捕魚到市場去賣，打零工、做些不穩定工作，就這樣子度過一生。」

一位女大學生告訴我：「從家裡來到這裡，需要好幾天的路程，但是這裡提供獎助學金及住宿，如果沒有這些補助，會跟傳統菲律賓婦女一樣，十幾歲就被家人依慣例安排嫁人、生孩子。這一生不是在家照顧小孩，就是在市場或小工廠裡做小零工，就這樣過完一輩子。」

在光明大學的演講，讓我深深感受到良好的教育，才能改變很多缺憾，不論是世俗的貧窮或內心的貧窮。以前很多偏遠地方的孩子，沒有受教育的資源與

機會，如果能夠把可用資源集中起來，透過整合，使
之發揮作用，就能成為強大的改變力量。

　　這些學生畢業後何去何從？我會後和校長討論這
些事情，如果直接回到原本的社會環境裡去，可能找
不到好的工作。但是他們這幾年來在品格教育上的薰
陶，如果能加以持續的教育及訓練，就算在失智症或
長期照護等相關醫療領域，他們一樣更能發揮所長，
這對整個亞洲或是全球的老化是有極大助益的。

　　這也是我們要著手做的，找一群願意對長照系統
熱心付出的人，不一定是要非常的有企圖心，但是必
須有安穩的愛心、耐心，在訓練完之後可以成為一個
照護的專業人員，能照顧家人，能以這一技之長，照
顧需要被照顧的病人，在全球老化越來越普及下，有
好的出路。

順從醫囑服藥治療

　　在未來幾年內，較少機會會有失智症新的治療類型藥物出現。失智症的治療，需持續且遵從醫囑的服藥，對失智症治療是重要的因素。

　　藥物對失智症而言，不只是只有支持性治療，相對地更有神經保護和抑制失智症病理變化的療效，在完全嶄新的藥物來臨之前，順從醫囑治療，是唯一邁向可能治癒的道路。

　　失智症治療藥物，能夠改善病人的部分認知功能；

常見的是記憶力、理解力及抽象思考的改善。然而相對上藥物也有其副作用，包括噁心、嘔吐或其他的腸胃不適。一般而言，在西方人口的研究中，比率小於10%，在少數病例報告方面，有肌肉痙攣和尿失禁的現象發生，但比率是較低的。

　　藥物治療的劑量方面，儘管在國外的研究有指出，較高的口服劑量，會有較好的臨床效果，然而相對上副作用的比例也相對地提高，但是在台灣我們自己做的研究上，由於台灣人的藥物代謝基因表現和西方人有所不同，因此西方人建議的高劑量並不一定適合於本國人。仔細地評估臨床療效，或合併藥物濃度的檢測，應該可以幫忙決定不同種族間的藥物使用劑量。

　　目前由美國 FDA 和台灣衛福部核准通過用在於治療阿茲海默氏失智症的藥物大致有兩類：一為乙醯膽鹼酯酶抑制劑；另一類為 NMDA 接受器的拮抗劑。但並不是每個阿茲海默氏失智症病人對藥物的治療皆100% 有效。

　　在全球性的研究中，約有 20%- 60% 的阿茲海默氏失智症病人，對此類藥物有治療上的反應，在我們研

究中臺灣也約有 58%- 60% 的病人有效，其中有效的病人和其本身的年齡、教育程度、性別，甚至和其 E 型脂蛋白基因多型性可能有相關性。

乙醯膽鹼酯酶抑制劑

目前台灣的乙醯膽鹼酯酶抑制劑常用到的包含：

憶思能（Exelon）

健保局核准可以使用在輕、中度的阿茲海默氏失智症病人，劑型有四種膠囊（1.5mg、3 mg、4.5 mg、6 mg）不同劑量、有水溶液及最近引進的貼片劑型。台灣目前有 5cm² 和 10cm² 貼片。最近憶思能更被核准使用在巴金森氏症合併失智症（Parkinson's Disease Dementia）。 Rivastigmine 為膽鹼酯酶酵素之抑制劑，可以增加血中乙醯膽鹼的濃度，而乙醯膽鹼是腦中和記憶力相關最主要的神經傳導物質。

愛憶欣（Aricept）

台灣較早上市的藥物，目前以錠劑為主，有 5

mg、10 mg 兩種劑型。除了使用在輕、中度的阿茲海
默氏失智症病人，目前健保局核准使用在重度失智症
的患者身上。

利憶靈（Reminyl）

目前為膠囊劑型，為一種長效型藥物，市面上常
見到的有 8 mg 及 16 mg 兩種劑型也使用在輕、中度失
智症患者身上。

這三種藥物雖為同一類型，但微觀下不大相同，
需要配合醫師處方謹慎使用。

藥物的不良反應大都發生在劑量增加期，常見不
良反應和安慰劑比較，包括噁心、嘔吐、頭暈、食慾
缺乏、頭痛、腹痛、倦怠、抑鬱；其中最常發生為嘔
吐，食慾缺乏次之。

高劑量或在劑量增加期，有較高的不良反應發生

率。使用低劑量則較無此狀況，但還是有病人對低劑
量有副作用，若發生時可能要停藥或換藥物。

目前大多數的建議認為，膽鹼酯酶酵素的抑制劑
在輕到中度的阿茲海默氏症病人身上，為可使用的治
療選擇。

NMDA 接受器的拮抗劑

常見的有：憶必佳（Ebixa）、威智（Witgen）滅
擾（Manotin）等廠牌，為 10mg 錠劑，健保局規定使
用在中、重度的病人身上；這幾種的藥物成分都是
Memantine。

Memantine 是一種中低親和力的非競爭性 NMDA
接受器拮抗劑，可以減少興奮性神經傳導物質
glutamate 對神經細胞的傷害。2002 年在歐盟（EMEA）
獲准上市，美國食品藥物管理局（FDA）於 2004 年核
准憶必佳作為中重度至重度阿茲海默症的治療藥物。
但在 memantine 的大型臨床試驗中，病人報告的副作用
包括噁心、頭暈、頭痛、激動、意識混亂、腹瀉、便

秘和高血壓，但這些副作用發生的機率和安慰劑組並
無差異。病人因副作用而中止臨床試驗的比例，
memantine 組也和安慰劑組差不多。

治療藥物的劑量

「疾病越惡化時，藥的治療劑是否要加量？」

每個門診中都常會聽到相同的問題：

「醫師，我的父親吃愛憶欣 5mg，但是別人吃
10mg，據說有比較好，我們要不要吃 10mg？」

「醫師，我父親在別的醫師處使用高劑量，而今
天你怎麼使用中劑量？」

「醫師，某醫師只開 1.5mg 劑量給我媽媽，而且
每天吃一次，為什麼目前要使用 4.5mg 而且要吃兩次
呢？」

諸如此類的問題在門診中，每個醫師都會被問到
很多次，而且也有著各種不同的答案。

美國國家食品及藥物管制局（FDA）公認的阿茲
海默氏症的治療藥物共有四種，而台灣目前都有此四
種藥物，三種為乙醯膽鹼酯酶抑制劑，另一種為

NMDA 受體之拮抗劑，此三種乙醯膽鹼酯酶抑制劑都
是同一類，但是臨床上的反應和劑量都不一樣。

　　目前在我們的研究中發現：使用高劑量的藥物對
病人不一定有好處，例如越高劑量的「愛憶欣」在
（MMSE）簡易智能測驗量表，反而會造成成績的退步
而不是進步。

　　另外如「憶思能」在高濃度之下，對一個病人短
期的記憶力會進步，但是抽象思考力反而會退步。各
種服用的藥物，有其使用上的合適濃度，並不是每一
個病人都會需要高濃度和高劑量的藥物。

　　這發現對目前的治療上有其重要性：當每個病人
在退步時，其實更要思考的是──我的藥物劑量和濃
度是不是合適或是太多，退化的區域是記憶力、執行
力或是其他的問題呢？

　　我們要更客觀的來估算病人服用藥物的劑量，因為全球目前在阿茲海默氏症的治療方面，有 20%- 60% 的治療是有效反應。在台灣我們的研究，有 50%- 60% 的病人，有正面反應，因此並不是每一個人都會有效果的，雖然事實有點令人感傷，但卻是我們要正確認知和明瞭的。

失智症疫苗和抗體治療的發展

　　和西方國家相同，台灣的失智症社區研究發現阿茲海默氏症是最常見的一種類型。阿茲海默氏症最主要的病理變化是類澱粉斑（amyloid plaque），類澱粉斑主要是因乙型類澱粉質（amyloid β，Aβ）於神經細胞外聚集沉積所致，另外一病理學上的發現為高度磷酸化 tau 蛋白的神經纖維纏結（neurofibrillary tangles）。針對以上阿茲海默氏症病理機轉，科學家們發展出了兩套的免疫治療方式。一是主動免疫，另一是被動免疫。

主動免疫治療

　　1999 年，科學家發現將人類 Aβ 胜肽片段 -42 打入基因轉植老鼠，可以產生高濃度的抗體來消除 Aβ

胜肽，此稱為主動免疫。

2001 年，開始進行人體試驗，最初的第一期臨床研究試驗報告顯示，接受注射的病人，可產生不同程度的抗體，也可以清除類澱粉斑。但是一年後進入第二期臨床研究試驗時，298 位接受注射的病人，有 18 位（6%）產生腦膜腦炎，而 74 位接受安慰劑注射的病人，則沒有此反應。產生發炎的原因並未確定，由於安全疑慮此研究計畫被要求終止。

事後結果分析，A β 胜肽的抗體濃度與病人發炎症狀並無關聯。於英國參與第一期臨床研究試驗的 80 位病人追蹤 6 年後，如動物實驗所顯示，接受疫苗注射的病人較安慰劑組的失智症病人，體內 A β 胜肽較低，且抗體濃度越高的病人，類澱粉斑的移除越多。

但是很意外的，治療組和安慰劑組的病人不論是臨床認知功能或是存活率，二者都是相當，即使是高濃度抗體的病人也不例外。甚至在幾位病人的死後解剖中發現：病人大腦中類澱粉斑塊很少，但還是發生臨床上的失智症。

這樣的研究意味著，即使移除了腦部的類澱粉斑，臨床疾病仍然在進行，失智症真正的原因尚未被研究清楚，神秘面紗下的全貌，尚待我們一窺究竟。

被動免疫治療

　　目前仍有多項有關失智症免疫療法的藥物，正在或即將進行藥物試驗。其中被動免疫，也就是將抗體注射入體內。根據臨床研究試驗所公布的臨床第二期研究試驗報告顯示，234 位阿茲海默氏症患者，經過18 個月的治療後發現認知功能並無改善，於分組分析時發現具有 APOE4 基因的病人不僅沒效，且副作用（血管性腦水腫）較多。不具 APOE4 基因的病人則是較有效；臨床研究試驗報告第三期公布後，效果也不顯著。

　　和阿茲海默氏症戰鬥的過程是很艱辛的，它仍有許多不解之謎，需要更了解此病的機轉，發展更佳的

藥物。有時病人或家屬會問為何我：「為什麼我們要當白老鼠？」事實上，目前我們所有使用的藥物，都是前人辛苦實驗才確定有效給我們用的。今天我們如果不投入藥物試驗，以後我們的下一代就不會知道藥物是否有效，因此參加藥物試驗另一個目的是為了拯救下一代。在此也很感謝所有以前參加藥物實驗，幫助醫學進展的偉大病人們。

音樂治療

　　現在醫界對音樂治療還沒有統一的定義，不同的人對音樂治療的理解和感受也不同。

　　美國著名音樂治療學家 Bruscia 認為：音樂治療是一個系統的干預過程，在這個過程中，治療師利用音樂體驗的各種形式，以及在治療過程中發展起來的，作為治療的動力的治療關係來幫助被幫助者達到健康的目的。

　　就某種程度而言，音樂含有各種頻率的聲波，人耳可以感知的聲波頻率範圍約為 20Hz-20000Hz。當這

樣的音律傳遞到人體後，有一定規律變化的頻率聲振動作用，可能和胃收縮、腸蠕動、肌肉收縮舒張、心臟跳動、腦電波等隨之產生和諧共振，促使各器官節律趨於協調一致，改善各器官的紊亂狀態有關。

目前的科學尚無法探討的心智現象

我個人認為，音樂治療的臨床議題，是有極大差異。

時常在國外的書籍中看到一些修行不錯的修行者，他們親身經歷和身體研究報告，發現打坐或者進入禪定狀態後，他們的心跳及呼吸速度可以非常的緩慢，代謝可以非常的低，甚至可以達到瀕死；但一會兒之後，又可以恢復到原來的狀態。此一現象在佛法的修行人身上，可以視為非常平凡的表現，但是要如何用科學的眼光來解釋和推薦給一般社會大眾來履行，一直是目前需要深思的問題。

先前我們在高雄市的崧鶴樓老人公寓中，在經由人體試驗委員會的同意之下，做了一項短期的簡單的研究，把在該中心的一般非失智症老人族群中，分成

兩個組，一組為實驗組，每天至少聽 30 分鐘六字大明咒唱誦，一星期要聽 5 次，維持了 3 個月；另一組為控制組，沒有聽六字大明咒唱誦，在研究初期和 3 個月之後，我們對這兩個族群做了神經心理測驗的評估，我們也不驚訝的發現：

有聽六字大明咒唱誦的實驗組，在 3 個月後的憂鬱量表評估中發現情緒是有效改善的，而控制組卻改善有限。對一般的認知功能檢測也發現，實驗組的認知功能測驗相較於對照組，對聽六字大明咒唱誦有反應有進步。造成這兩組憂鬱的情況都有所改善的原因，我想除了介入方式的差別外，另外是研究人員對於研究對象的關心。

我們深知專心、專注，甚至於六字大明咒本身，可能有一定的效用存在，只是我們目前的科學工具，可能無法進一步去探討這些心智科學的現象，這六字大明咒唱誦是一個小型的研究，需要等待其他更大的計畫來證實。然而卻也指出我們應該更客觀的使用科學有限的角度，來觀察可能是更寬廣的事物，而不是只把它當作是宗教來看待。

懷舊治療

「懷舊治療有效嗎？」病人家屬常問我。

懷舊治療有很多種，當資源有限時，可以只用「一個情境」，讓很多病人來投入這樣的情境中。而這群病人，最好要有相同的生活文化背景，才會有類似的反應和治療效果，這方法就某個程度而言，從經濟層面來看是比較節省的；這就是所謂的「團體性的懷舊治療」，但是這方式的效果，可能有限。

團體性的懷舊治療

因為懷舊治療的理論之一，在於當個體或病人的長期記憶還保留著時，我們用外界的感官刺激，來和大腦中的長期記憶交互作用，而使當年、當時的「感動」或「值得留念」的情景，再度溫暖病人的內心。

　　但是由於生活環境背景不一樣，每一個病人長期記憶中保存的景象是因人而異，因此要設計一套東西，使每個病人都能夠共同使用時，必須這一群人有共同的文化價值觀與類似的生活背景。但目前社會上懷舊治療的實施，每個人的共同記憶交集都不會很多，所以總是談「老街」或是那些老地標建物的過往，效果可能不盡如人意。

　　雖然這樣的團體治療也許有效，但效果可能有限；若是權衡效價比例時，大部分團體的懷舊治療，還是有它的存在意義。懷舊治療也許會使病人在某一時段內比較好照顧，但是病程終究在進行，要遏止病程實在有它的難處。

個人化的懷舊治療

個人化的懷舊治療，設計和所花費的金錢、人力物力是比較大的。

張老先生是台南新營的仕紳，生活環境優渥，太太和子女對他的病情十分在意，得到失智症之後雖然住在護理之家，但家人每天都會去陪他。碰到我時，家人總會問：「除了藥物之外，是不是可以用其他方法來幫忙？錢，不是問題！」

站在醫師的立場，我當然盡可能地幫忙病人和家屬，除了一般醫學上的治療之外，在很多因緣的水到渠成下，幫家屬找了一組科技團隊，我請這個科技團隊到了張老先生的家裡面，把他居家環境附近的建築，家裡面的實物和所有擺設一五一十的攝影下來，然後在電腦上做成一個 3D 的互動式實境，實境裡面有他年輕時，在家附近，他常去的戲院，有他喜愛看的布袋戲，也有他喜歡看的電影和跳的舞蹈。

除了環境之外，我要求團隊要做互動式的情境，盡可能地使老先生身歷其境的去感受他仍存在記憶中

的美好時光，我們把他常用的手風琴，在電腦觸控螢幕幫忙下，使老先生能夠透過螢幕，彈奏出他喜愛的歌曲，我們也把老先生所有的照片收集整理，從年輕到結婚的照片，和家人聚會出遊的照片，一一拿出來整理，並且在每一張照片後面配上了他太太、兒子或女兒的一段和老先生的對話，這些影像與語音互動的影片，嘗試著讓老先生把早年的記憶、感情，呼喚出來，重新溫暖他的心思與回憶。

我們花了很多的人力、物力、財力，把這一切東西完成後，在老先生嘗試使用時，團隊的內心相當的感動。我看到老先生很高興的按著電腦觸控螢幕上的模擬鍵盤，來彈唱他的歌曲，雖然歌曲的內容已經有些殘缺。但可以看到一個八十幾歲的老人，從來沒有用過觸控螢幕，但是他可以在觸控螢幕上的模擬鍵盤，試著彈出那屬於他青春洋溢年代的美好。

老先生雖然住在安養院裡面，但透過 3D 實境的架構，他看到家裡的一草一木，他以前的房間的擺設和居家建築在他的眼前一件件呈現出來，我們看到他的表情從原本沉默的孤寂，漸漸的有了改變，接著我們

把他們家人的照片和照片中和家人的每一段話播放出來，講他年輕時全家去哪玩，跟太太拍結婚照時的花絮，兒子女兒和孫子對他的呼喚時，我在老先生的眼中看到淚光。

你說懷舊治療有沒有效呢？對病程也許改變有限，但卻可以滋潤病人和家屬的一片心意。

第八章

從生活中力行大腦保護

內心覺性開發對大腦的影響

　　最近的醫學研究，提出在禪修過程中，會出現可以測量到的特別頻率的腦波：伽馬波（Gamma Wave；頻率 25-40Hz），而有趣的是，在美國國家科學院院刊（PNAS）中有刊出此類研究：當禪修者進入禪修的狀態後，腦部的前額葉、枕葉及頂葉區出現了能量較強的腦波：伽馬波，而在後來沒有禪修經驗的學生中，受過一周訓練，教導學生去愛一件事和用心的關懷一件事後，腦部中也或多或少出現了和禪修者相似的特殊伽馬波。

　　雖然這些學生出現的伽馬波振幅和出現時間長短，相較於禪修者仍是較小、較短時間，但此一發現很重要的指出，當用清淨的愛和慈悲心發出時，腦部是有變化的，而這一個變化就不只是「感動」，而且這種感

動是可以訓練和測量得到的。

　　真正有功夫的禪修者，會進入「定」的狀態，真正的「正定」會進入「無緣大慈、同體大悲」的狀態，而腦部會產生特殊的伽馬波腦波，這時此種腦波會特別明顯、能量較大，是處在一種非常清楚和銳利的情況，相對認知功能十分的清楚、靈敏。

清明夢

　　清明夢是種奇特的意識狀態，有普通做夢時的生動感受，但夢中的意識卻能夠清醒自主。

　　平常做夢時，某個腦區通常是休眠的，那個腦區若在睡夢中活躍起來，會把人拋進半睡半醒的混合狀態，這時可能就進入「清明夢」的狀態。夢境繼續上演，不過做夢者知道自己是誰、身在何處，還知道眼前所見、耳中所聞都只是幻覺。

　　只要自我的控制夠厲害，不只是躺著享受（或忍受）夢境，還可以控制夢中的情節，就像配備了電腦合成影像技術的電影導演。

清明夢是在夢中依然能夠獨立自主、清楚思考的夢，跟白日夢並不相同，清明夢是做夢者於睡眠狀態中保持意識清醒；白日夢則是做夢者於清醒狀態中進行冥想或幻想，而不進入睡眠狀態中。

　　清明夢（Lucid dream）一詞，首先由荷蘭醫生 Frederick Van Eeden 在 1913 年提出。在清明夢的狀態下，做夢者可以在夢中擁有清醒時候的思考和記憶能力，部分的人甚至可以使自己夢境中的感覺真實得跟現實世界並無二致，但卻知道自己身處夢中，做清明夢的人，當他清醒之後，也能記憶大部分各個不同的夢中世界與情境。

清明夢的特徵

　　發覺自己在做夢，且人在做夢過程中，對夢境有自主和覺醒性，知道這不是真的。也許，會看到自己

在天空飛翔、自己會穿牆而過，或看到自己從外面走進來；且有時能看到自己的一生如跑馬燈般的在自己面前上演，甚至在夢中告訴自己，夢境中的事情不是真的，待會不會發生。很多人對於清明夢的夢境，會有很多的想法，目前在研究領域發現清明夢發生時，腦部腦波記錄到特別的 25-40Hz 的伽馬波。

更直接的是在德國大學所做的研究，將 25-40Hz 的伽馬波用機器刺激方式，在年輕人的睡夢中進行刺激，因而誘發了清明夢的發動。參加德國研究的年輕人，發生清明夢時，不僅在腦波的紀錄有發現伽馬波，並且醒來時能在回憶中說出夢境。比方說，自己到了一家蛋糕店，店中賣很多乳酪蛋糕，當他想伸手拿取時，突然在夢中想到這不是真的，這應該只是夢境不是真實世界，因而縮手沒拿，這就是清明夢的特徵之一，當事人能了解夢中非真實性。

若站在開發內心覺性的角度而言，清明夢的產生是開發覺性道路中的過程，不應該當作是一種結果，這過程可能暗示著覺性開發有可能在進步，但絕對不能執著和停止在這個境界。因為這不是真正的境界，

不是佛法中所談的「自性」、「本性」；清明夢只是一個
心智較清醒，或邁向覺性開發的一個過程。雖然如此，
不用擔心的是到目前為止，無任何已知情況顯示，清
明夢會對人類生理或心理上構成損害。

自我放鬆的調整身心靈

　　禪修在西方科學，暫時被定義為「意圖自我放鬆和調整身心靈的訓練及課程」，會增加內心的寧靜，但更進一步禪修訓練，也會增加身體的調適能力。目前為止，很多研究嘗試探討和研究禪修過程的前後對身體發出的改變，且嘗試著用醫學的觀念來加以解釋。最近的研究指出：

　　禪修可以降低對壓力的覺受，可以調適和轉換壓力對身體的改變，會改變焦慮、增加生活品質，改善睡眠，改變多數禪修行者的大腦皮質。

　　對於疼痛感覺的變化，在科學研究中，長期對約8-12 年的禪修行者大腦皮質檢查中，發現以核磁共振儀來測量，這些長期禪修行者的大腦皮質，特別是在原始體感覺區、前扣帶迴區以及腦島區，都發現有較原來未禪修前的大腦皮質來得較厚，且相較於同年紀但卻較沒有禪修過的一般人而言也是較厚的，此種差異，已達到科學上顯著的程度。

　　這些區域的差異可以特別來做解釋：

前扣帶迴區

　　除了調控人類本身情緒的基本表現及做事動機外，也和疼痛的覺受有著強烈的關係。因此禪修者在這些區域的增厚，其實代表著此區的神經細胞特別發達，增加了很多互相連結的通道，因此長期禪修行者，可以調控痛覺或其他感覺。

體感覺皮質

　　此一大腦感覺皮質，會接受來自於身體各個地方

的感覺，包括基本的觸覺、壓力覺、冷熱及痛覺，甚至還包括皮質感覺，如物質表面的粗糙或細微感覺等，在加以接收感覺後，傳遞至其他的大腦皮質區做調整。禪修者的大腦在此區域的發達，代表對於身體感覺的覺受和調控，會在此發生而且被調整。禪修者會調整大腦面對外界刺激的覺受，因而相同的刺激，一般人和禪修者就會有不同的感受出現。

腦島區

是大腦皮質的一部分，是向內凹陷的皮層區域，被包埋在外側裂之內，無法直接從完整的腦的外部觀察到，與額葉，顳葉和頂葉的皮層相連通。

此區域和記憶以及對人類感覺的調控有關，腦島會監視身體的原始感覺及對事物的渴望，並協助將這些渴望轉化而得到滿足，因此在禪修者而言，其腦島的增厚可能是由於平常轉化或轉譯感覺的結果，可能可表示禪修在改變大腦，是可以看到明顯的科學依據；腦島的增厚，更可以調控身體或內心對事物的渴望。

禪修者的腦部改變

　　禪修者體內神經內分泌物質的改變，目前有一直增加的證據指出：

　　禪修會增加腦部多巴胺以及神經荷爾蒙的功能，進而改變血流量、氧氣的傳遞、增加大腦內葡萄糖的代謝，特別是在海馬迴，前額葉以及扣帶迴，進而會影響到情緒、記憶力以及專注力的過程。最近的研究也指出，禪修會增加免疫力、降低血壓、改善胰島素的阻抗性，以及降低葡萄糖的不耐受性，降低體內的氧化作用。

　　禪修是一項不需要特別的設備，便可以自我學習進而影響身體的方法，就經濟效益而言，有著高的效益，以目前科學研究，雖然都止於小型、小規模研究，

但正確的禪修，大都有明顯的效果。禪修的品質和內容對身體的改變有著極大的差異性，雖然迄今還沒有一套完整、且是可以大量複製的禪修方法和大規模的研究來證實，但以目前的證據來看其實是指日可待。

到目前為止，很多人以宗教的方式、打太極拳及寫書法等方式養生，或許很多人告訴你，當他從事打坐完或禪修完後覺得神清氣爽，倍感體力增加，也有一些大企業和公司的管理階層，要求員工打坐等來收攝內心，如此會增加工作效率，很多人問我：「我們怎麼知道有效？」

下圖顯示在禪坐過程中，腦部Gamma波的狀況，橘色代表頻率和數目越多和越大。

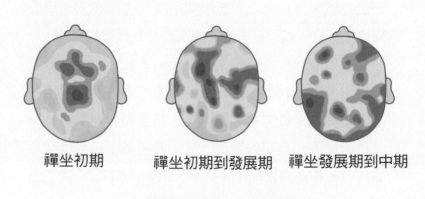

禪坐初期　　　禪坐初期到發展期　　禪坐發展期到中期

-2　　　　　1　　　　　4

禪坐過程中腦部Gamma波前後變化差異

　　這是一個科學的社會，很多事情講求的是實證醫學，是要有所測量，不能說這是個人感覺。禪修不是只有坐，況且禪修也不是只有在「打坐」。如果不學會「用心」的禪，而只拘泥在打坐或其他形式上的束縛，那會很累，例如打坐完，雙腳因血液循環障礙有問題，而更加的麻木，或原本的腰薦椎神經病變，而使雙腳

疼痛……重要的是禪不是坐著不動，若是如此，那石
頭、烏龜、鱷魚等每日大多的時間都是保持不動的，
為何還不開悟。

禪是用心覺察、轉換和解脫

用對正確方式的用心修行，確實會有助於腦力的
開發和增長，一項在西方國家做的長期研究中，指出
有修行的行者，平均禪修 6-20 年，在長期追蹤後發現，
他們的大腦皮質相較於沒有修行的一般人而言，是增
厚的。而這樣的發現有其重要的意義 ——

在老化的過程中，人的大腦皮質會逐漸萎縮和變
薄，當然變得更薄時，就有可能是失智症的患者。但
是修行會增加皮質厚度，特別是在額葉和前扣帶迴，
額葉是綜合大腦功能的區域，前扣帶迴則是跟一個人
的動機、感覺、情緒管理有關。因此在核磁共振的研

究中被印證，著實給了人們很大的鼓勵。

　　修行會改變大腦，且就某種程度而言，更能夠保
健、防止大腦的萎縮，但先決條件是，要有效、正確
的用心修行，而不是體力上的訓練和勞累。

請學習保持心中的定與靜

　　我常應邀演講，有一些上班族或工作很忙碌的聽眾朋友，會特別緊張問我：「楊醫師，我每天都忙得很累，累到幾乎快虛脫了，每天一直在動腦應付這、應付那，腦細胞是否會被操勞過度？會不會提早退化？會不會年紀到了就容易變痴呆？」

　　其實，我們必須知道，日常生活裡面的每一個想法和念頭，會影響到大腦內的腦神經細胞，或是受腦神經細胞的影響。以情緒來說，愉快、悲傷、失落或憤怒，使腦細胞中分泌的神經傳導物質不一樣。

　　不一樣的神經傳導物質，在腦部不同區域運作時，使我們心情愉快之後，體力很好、精神百倍；同樣的，也使人在憤怒和頹廢之後，體力耗盡、整個人身心俱疲。如果我們能在行、住、坐、臥，無論公、私，都

能夠讓自己處在一種平靜和諧的狀態，那大腦的腦力，自然會表現得銳利敏捷。

　　我們知道人類跟動物最大的不同地方，是由於我們的額葉會壓抑一些原始行為，而使人在日常生活中的表現，合乎情理和社會標準。但是失智症的病人，這種後天學習修飾原始行為的功能，已逐漸喪失，因此病人會情緒不穩、有異常行為出現。

　　當我們現在還沒有開始退化時，應該要學習如何能夠保持自己心中的定與靜，才不會傷害大腦，而進一步可以做到《大學》中所講到：「定而後能靜，靜而後能安，安而後能慮，慮而後能得。」

　　我也期望與大家分享，我的老師陳履安院長告訴我的這段話，透過開發內心的覺性，我們可以體會到：

　　人與人之間的關係，是超越時空的親密，彼此間都曾是親人。你一旦證實、明白一個你怨恨、厭惡，

或疼愛、喜歡的人，背後都與你有深遠的因果關係，
你的思維，判斷，習性，將會有巨大的改變。

　　自我意識，對自我的執著，是情緒煩惱的根本緣
因，更是障礙自己明白自己內心世界的主因。我們的
心念能對物質起作用，對人動怨恨心，實際是在傷害
人，也傷害自己，我們要學習如何去保持內心的定、
靜、明、慧！

　　當醫學精進，讓人越活越久，大家會希望自己老
來能過什麼樣的生活？

　　「頭腦清楚，行動自如。」

　　這是我聽到最多的答案，每一個人的健康，自己
該負最大的責任，所以，請學習保持心平氣和、寬容
海涵，讓我們一起，共勉之！

國家圖書館出版品預行編目(CIP)資料

失智症事件簿：我想回家，吃年夜飯 / 楊淵韓作.
-- 初版. -- 臺北市：大塊文化, 2016.11
　面；　公分. -- (Care ; 46)
ISBN 978-986-213-743-7(平裝)
1.失智症 2.健康照護
415.934　　　　　　　　　105018543

CARE

Good Care ,
Good Living

CARE

Good Care ,
Good Living